解決メディテーション

兼下まゆこ

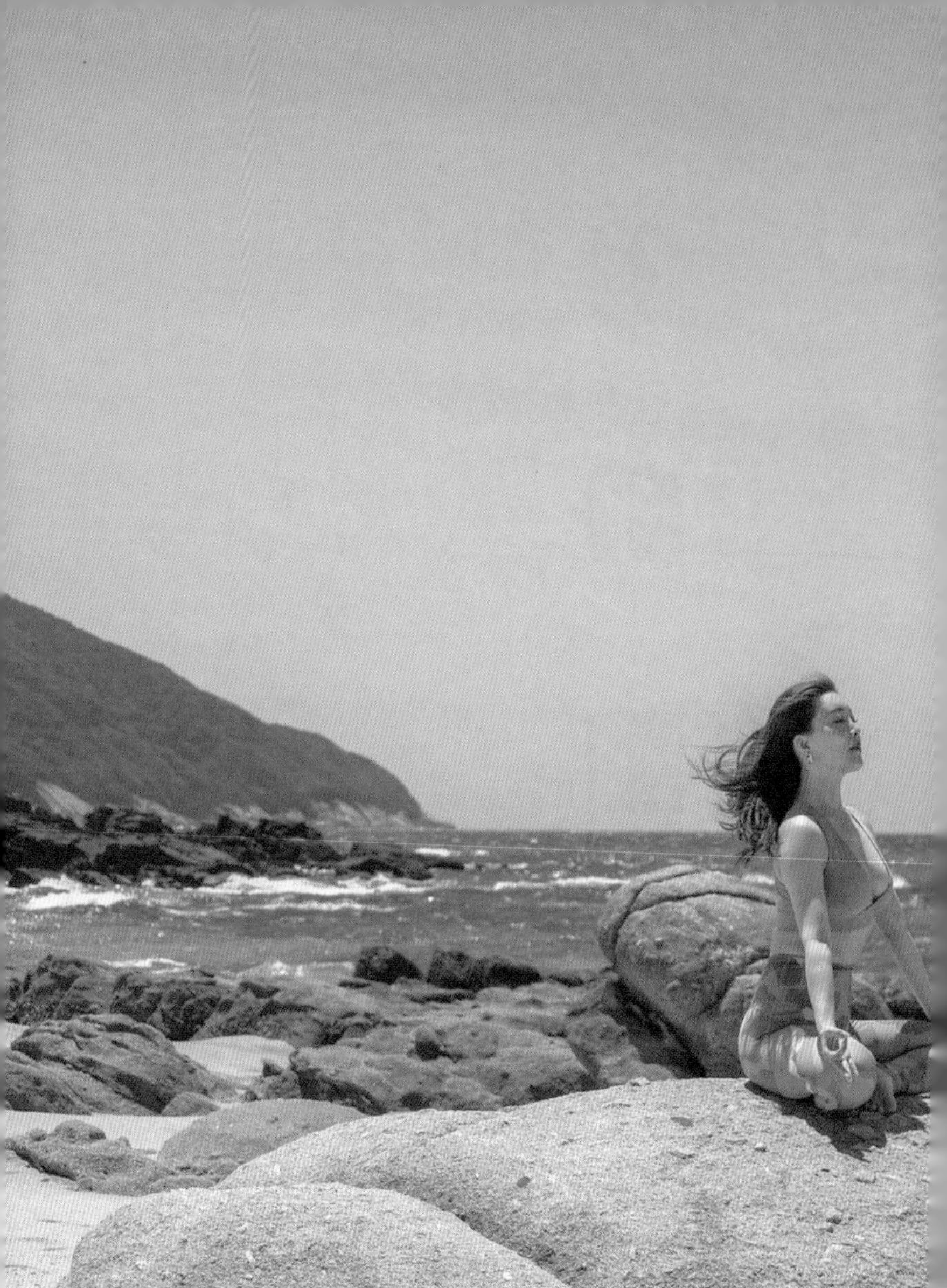

はじめに

初めまして、メンタルトレーナーの兼下まゆこです。

2021年7月に主に現役トップアスリートに向けたメディテーション（瞑想）を主体とした脳神経メンタルトレーニングメソッド「WINメディテーション®」を考案し、リリースしました。WINメディテーションとは、脳神経に有効であると科学的に実証された瞑想や呼吸法、イメージトレーニングを採用し、脳を鍛え、自己実現、自己解決の可能性を高めることに着目したものです。

〝いつでも〟〝どこでも〟〝だれでも〟〝簡単に〟できるのが特徴で、これまでにリリースから約2年で延べ８０００人以上の方に受講していただきました。

私たちは、日々多くのストレスと共に生活をしています。

・気温が暑いor寒い。
・仕事のプレッシャーがある。
・人間関係が悪化している。
・ホルモンバランスが崩れている　などなど。

生きていたらどれも避けては通れないものです。年齢性別に関係なく起こります。それらに大きな影響を受けて、不調があるのにその不調をほったらかしにしたまま、何かに向かってがんばり続けてしまう〝真面目で我慢強い日本人気質〟でいませんか？

あなたの不調が生きていく上で避けては通れないものだとしたら、毎日歯を磨くように、お風呂に入って肉体を綺麗にするように、毎日の習慣として脳をトレーニングし、楽にその問題を解決、自己実現したいと思いませんか？

脳のトレーニングと聞いても「どうやって脳を鍛えるのか？」「本当に自己実現できるのか？」と疑問に思う方もいらっしゃると思いますので、まずはこれまでに私が担当させていただいたアスリートの中からわかりやすい例をご紹介します。

その前に……2023年のWBC（ワールド・ベースボール・クラシック）の決勝戦前、大谷翔平選手がロッカールームでチームを鼓舞した、あの話題の言葉を覚えていらっしゃいますか？

「憧れるのをやめましょう」

「（相手チームを見ると）ファーストにゴールドシュミットがいたり、センターを見たらマイク・トラウトがいるし、外野にムーキー・ベッツがいたりとか。でも今日だけは憧れてしまったら（彼らを）超えられないので。僕らは超えるために来たので、今日１日だけは彼らへの憧れを捨てて、勝つことだけ考えていきましょう」

その言葉を聞いた瞬間、やはり大谷選手は脳の仕組みを理解し、強く自身と向き合い、こうやって思考を変えて今という現実をつくり上げてきた人なんだ！　と、嬉しくなりました。憧れの気持ちを持つことで、瞬時に〝自分は相手より能力が低い人間〟ということを脳に認識させてしまいます。その考えをやめ、今日1日は彼らと対等、いや彼らより実力が上だと思い込み、世界一を信じて戦おうとチームメイトに伝えられる大谷選手は、最強のメンタルの持ち主であり、だからこそそのあの実力と結果なのです。

このようにして自身がやりたいことを実現するために、少年時代から〝必ずできる〟という脳に良いイメージを送り続け、いくつもの壁を乗り越え、弱い自分と戦ってきたからこそ、今日まで結果を出してこられたんだと思います。

メジャーリーガーをはじめ、多くの一流アスリートや経営者、一流企業はすでにメディテーションやマインドフルネスを取り入れています。なぜならメディテーションで脳が整い、自分のコンディションが確実に変わっていくという効果を知っているからなんです。

さて、わかりやすい実例でいうと、ＷＩＮメディテーションをリリースした直後に反応してくれた選手のひとりで、今やメジャーリーガーとして活躍している方がいます。顧客情報にあたるので実名を書けないのですが、日本のプロ野球にいた頃、彼は新型コロナウイルス感染後の不調などもあり、呼吸法を習いたいとトレーナーを探して、私にたどり着きました。たった一度のＷＩＮメディテーションのセッションで、

「世界が１８０度変わった」

そんな嬉しい言葉を言ってくださいました。さらにその言葉

を裏付けるような出来事が、翌日の試合で起きました。その選手は1試合でなんと2本のホームランを放ったのです。その翌日の試合では、満塁からの逆転タイムリーの二塁打を含む3安打！　その後、何回かセッションをしたのちメジャーリーグに挑戦すべく、アメリカに渡りました。ご自身も驚くほどＷＩＮメディテーションの効果を感じたその選手は、試行錯誤を繰り返しながらご活躍中です。

リリース直後に、一流選手との誇らしいモデルケースが生まれ、やっぱり私がやっていることは間違っていないと実感しました。それと同時にやはりＷＩＮメディテーションを潜在的に求めている人はもっとたくさんいる。もっともっと広めたい！という使命感も湧いてきました。

その年のプロ野球オフシーズンから、何名かの選手と年間契約を結び、２０２２年もとある方から一通のメッセージが届きました。ヨーロッパのリーグに所属するサッカー選手の方からでした。「オンラインで、お願いしたいです」とのこと。最初のメッセージから5日後に、オンラインでセッションをしました。そしてそれから4ヶ月後の11月に、カタールで開催されたＦＩＦＡ ワールドカップの日本代表26人のひとりに選ばれ大活躍し、彼はメディテーションの時に念じ続けていた想いを実現したのです。

現在は、野球、サッカー、ゴルフなどのトップアスリート、さらに俳優、ミュージシャン、経営者、スポーツトレーナー、そして主婦や学生、幼稚園児と、幅広い年齢層、職種の方がＷＩＮメディテーションを受講されています。

先に紹介した２名以外にも、まだまだお名前を出せないような錚々《そうそう》たる方々に受講していただいているのが、このＷＩＮメディテーションです。第３章には許諾を得た方々の実名を出させていただいていますが、「瞑想」や「メディテーション」というと、「スピリチュアル？」「なんだか怪しい」「宗教？」と懐疑的に捉える方が多いのが実状のようで、良いものとはわかっていても、それを実践していることを公表したがらない方がいらっしゃるのも事実です。

瞑想とＷＩＮメディテーションには明確な違いがあります。
瞑想は約５０００年前にできたとされており、目的は簡単にいうと、〝心を無にする〟こと。科学的根拠はありませんし、心を無にして終わりです。一方で、ＷＩＮメディテーションは、科学的根拠のある手法だけを採用した〝悩みを解決し、自己実現に向かうためのメソッド〟ですから、〝自分が納得いく人生を歩めていない〟と感じている方や、〝ストレスや不安に苛まれて自分らしく気持ちの良い毎日を過ごせていない〟と感じている方にとっては必須ともいえる、脳神経トレーニングなのです。

今回、この本を作るにあたっては、「瞑想＝スピリチュアルでなんだか怪しい」という世間のイメージを少しでも変えたい、ＷＩＮメディテーションで全人類の自己実現を可能にしたいという想いもあります。

少しわかりづらいという方は、スマホの充電を思い浮かべてください。充電をして１００％にしても、使わないアプリが多数立ち上がっていては、使用時間以上にバッテリーを消費してしまい、いざ、使いたい時に、動画を撮ったり見たりする残量がない状態になると思います。

脳も同様です。過ぎ去った過去に囚われてトラウマになってしまっていたり、まだ来ていない未来を思い、不安になったりするのは、〝今〟以外のことに充電を使用しているということで、いざ集中したい時に使おうと思っても残量がわずか……という状態で集中力の低下やミスを引き起こし、パフォーマンスを発揮できなくなってしまうのです。

仕事、勉強、スポーツ、家庭などなど。様々なシーンやカテゴリにおいて、脳をつねに省エネモードに、クリアで雑念がない状態にしておくことがあなたの今のすべての悩み解決のために必要なのです。そしてそれは日常的に１日５分取り入れることで、約8週間でつくることが可能です。

「解決メディテーション」がどんなものか、イメージがついてきたでしょうか。ＷＩＮメディテーションは、トップアスリートの〝勝利〟を目的として考案したものですが、今ではアスリートという枠を超えて、日々多業種の方がセッションに足を運んでくださり、悩みを解決し、自分らしさを手に入れてどんどん充実した毎日になっているのを実感してくださっています。

本書を手にとってくださる方にも、現状を打破したい主婦、会社員、学生、個人事業主の方など、様々な立場の方がいらっしゃると思います。

そんな方々に向けて、アスリートにとっての「ＷＩＮ＝勝利、勝ち」だけではなく、「ＷＩＮ＝悩みの解決と自己実現」とし、あなたの悩みをすべて解決して、なりたい自分になっていくという意味で「ＷＩＮ＝解決（Kaiketsu）」と変換しました。

　自動車メーカーのトヨタ自動車は「ＫＡＩＺＥＮ」という言葉を日本のみならず、世界中に広めました。私も、このＷＩＮメディテーションを世界に広めていく覚悟でいます。不況やコロナ以降の生活の変化が顕著であるせいで先が見えない現代において、いつでも・どこでも・だれでも・簡単にできる、エビデンスに基づいたこの脳神経メンタルトレーニングメソッドが世界中の多くの人々の悩みを解決し、救うことができるものになると信じて疑いません。

　この本では、様々なお悩みを解決する具体的なケースに合った実践法なども詳しくご紹介しています。そして二次元コードを読み込めば、私のリードボイスを聞きながら、内容に従ってメディテーションが体験、実践できるようになっています。何か悩みを抱えている方、何かに迷っている方、今の自分の実力をもっと高めたい方、大きな夢がある方。その解決にきっと役立つことと思います。まずはご自宅で、この本を片手に、メディテーションの扉を大きく開けてみてください。

ＷＩＮメディテーション®創始者
兼下まゆこ

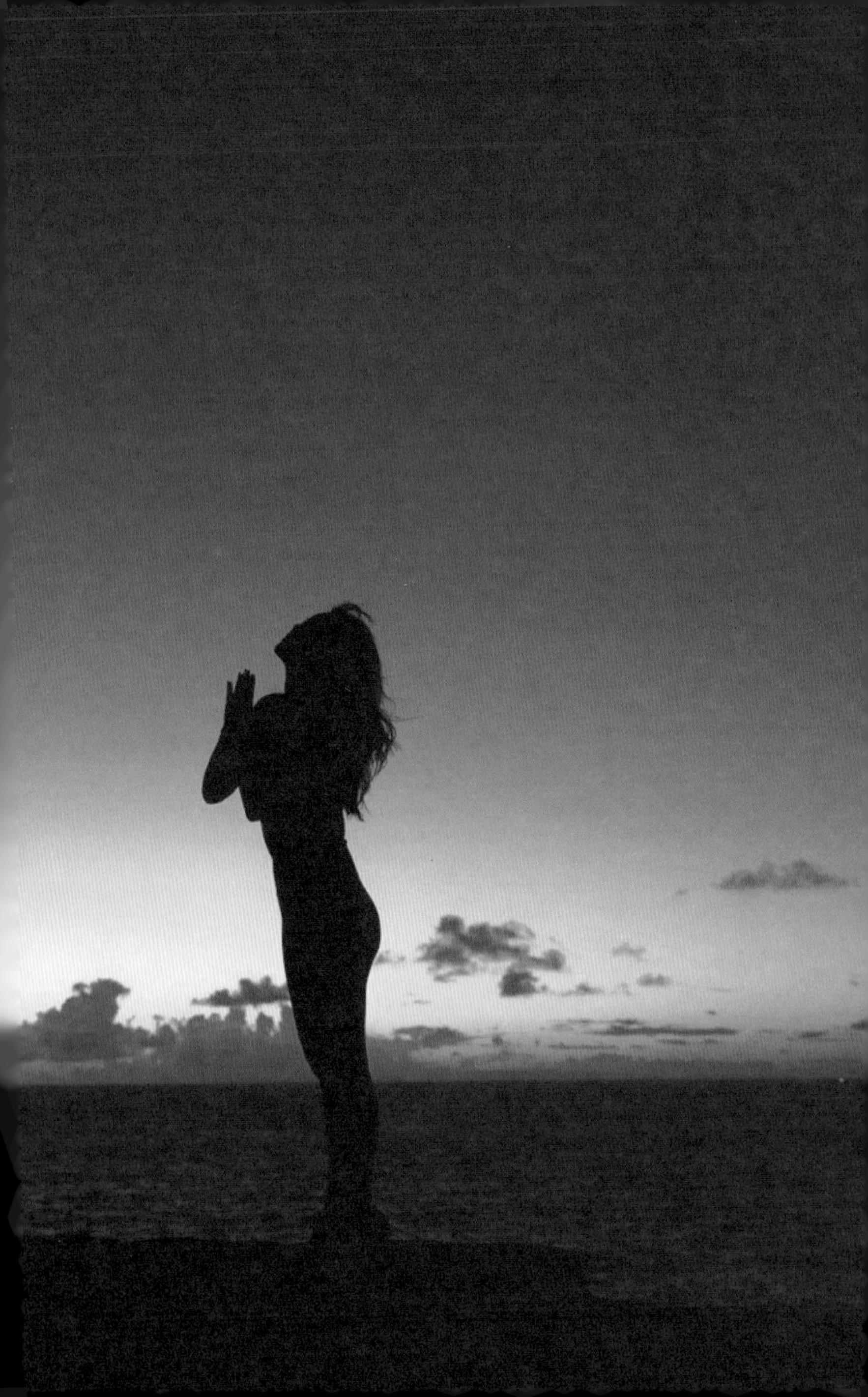

STEP 3 order

イメージトレーニング：脳に未来をオーダー

Book Writer ＝今井恵

Photographer ＝鈴木規仁（Chapter 4、5）
Tak.iijima
Yuki Neo
桐生真

Hair & make-up ＝山本浩未（Steam.）

Art Director ＝山本知香子

Illustrator ＝黒木仁史

Editor ＝二本柳陵介

Editorial Assistant ＝近藤うらら

Sound Producer=Chris Hart

Recording Studio=RMA STUDIO CANTERA

Costume = lululemon

Chapter 1

2ヶ月で人生が激変するWINメディテーション

WINメディテーションは、情報過多な現代に最もふさわしい脳神経メンタルトレーニングメソッドです。仕事、恋愛、結婚、夢、子育て、受験など、様々な悩みを抱えるすべての人が、いつでも、どこでも、簡単に、毎日わずか5分で、苦しみや不調から逃れ、なりたい自分になっていくことができる、夢のようなトレーニング法なのです。

〝いつでも〟〝どこでも〟
〝だれでも〟〝簡単に〟

何度もお伝えした通り、WINメディテーションとは、いつでも、どこでも、だれでも簡単にできるメディテーションを主体とし、その人なりのゴール達成まで導くメンタルトレーニングです。

そもそも、メディテーションとは？　そして最近よく耳にするマインドフルネスとは何なのでしょう。これらの言葉を聞くと「宗教的なもの？」「スピリチュアルなこと？」と、思ってしまう方が多いのではないでしょうか。

メディテーションは、ブッダが悟りを開くために行っていたもので、いわゆる禅、ヴィパッサナー瞑想、チベット仏教などが、それに通じています。

一方、マインドフルネスは１９７９年にマサチューセッツ大学医学大学院教授のジョン・カバット・ジンが、仏教の修行法と心理学の注意の焦点化理論と組み合わせ、臨床的な技法として体系化したもので「今、この瞬間の体験に意識を向け、評価せずに囚われのない心でただ観ること」が、その状態だと説明されています。そのマインドフルネスに到達する手段として、メディテーションや呼吸法が行われます。

では単なるメディテーションとマインドフルネスの違いは何か？

それはマインドフルネスにはエビデンスがあるということです。誕生してまだ50年も経たないマインドフルネスですが、主に医療の分野で発展し、うつ、高血圧、心臓疾患、糖尿病などの身体的症状の緩和に効果が認められ、実際に用いられています。

今、アメリカを中心に、Googleやゴールドマン・サックス、セールスフォース、そして日本でもリクルート、Panasonic、メルカリといった多くの一流企業がストレスマネジメントの一環としてマインドフルネスを取り入れています。

なぜ一流企業や経営者、そしてアスリートがマインドフルネスを選んだのでしょうか。それは世の中のデジタル化が急速に進み、**情報量が増え多くの人がデジタル時代特有の脳疲労に陥り、バグが起きている状態**だからなのです。その状態のまま、いくら練習や勉強をしても、脳の中はパンパンで隙間がない状態。様々な思考に埋め尽くされ、垢で汚れた身体のような状態になっているので、とても重く、ある意味結果が出ないのは当たり前なのです。身体を使ったらストレッチやマッサージで緩めたり、伸ばしたり、ケアするのと同じように、**脳をマインドフルネスでいったんリセットする必要がある**のです。

ＷＩＮメディテーションは、そのマインドフルネスより一歩先をいく、新時代の瞑想といえます。心を無にするのが一般的なメディテーションですが、そうして**柔軟になった脳に、イメージトレーニングによってオーダーを入れ、ＷＩＮ、つまり勝利や自己実現へと導くのです**。ブレたり乱れたりした気持ちや心を整え、自己実現に向かうために必要なイメージトレーニングやメンタルトレーニングを行って、人生の成功をサポートしています。

この手法はいったん身につけば、あとは生活に合わせて**1日5分行うだけでも十分**です。話しながらでもできるし、車の中、電車の中、お風呂の中、家事をしながら、歩きながら、など日常生活の中で行えます。

WINメディテーションの基本パッケージ

1.集中法
2.呼吸法
3.イメージング

１の集中法、２の呼吸法、３のイメージトレーニングには、合計１００種の手法があります。これを覚えることで、その日の自分、その時の自分に、どの集中法が必要で、どの呼吸法が最適で、どんなイメージトレーニングで脳を変えるのかが、理解して実践できるようになります。

そして、

step 1. メディテーションで集中する。
step 2. 前頭前野が活性化する。
step 3. 大脳辺縁系の活動が抑制される。
step 4. パフォーマンスアップなどの効果が出る。

このサイクルの習慣化により、脳の神経はどんどん繋がり拡張し、機能が高まり、その人なりのゴールに近づいていくのです。多くのエビデンスによって、**マインドフルネスを最低約8週間行う**ことで、以下の結果が得られると証明されています。その結果とは、「集中力の向上」「願望達成」「ストレス軽減」「直感力の向上」「感情のコントロール力の向上」「免疫力の向上」「うつ病、不眠、不安の緩和」「睡眠の質の向上」「リラックス効果」「自律神経のバランスを整える」「幸福感の向上」「記憶力の向上」「作業効率の向上」などです。

そしてマインドフルネスと違い、私のメディテーションの最大の特徴ともいうべきものが、なりたい自分を脳にオーダーすることです（イメージトレーニング）。**なりたい自分、とは、今の自分ができることであってはいけません。**今の自分にできることというのは〝現状維持〟していることとなります。

なりたい自分は、

①自分が心の底から何がなんでもやりたいことであり
②今の自分が努力しても到底たどり着けないくらい**「現状の外」**

に設定をするということがポイントとなります。

今の自分が努力しても到底たどり着けない〈現状の外〉にゴールを設定する。

脳は、現実と妄想や空想の区別がつきません。
より臨場感の高い方を〝現実〟と認定します。

そして、現状の外を現実よりもリアルに感じると現状の外を維持しようと、妄想にホメオスタシス（恒常性維持機能）＝一定に保つ性質が働きます。現状の外が妄想や空想であっても、そちらの世界を〝現実〟と認定し、維持しようとするのです。

つまり夢を現実にするためには、脳で情報の臨場感をクリエイトし、妄想や空想であったとしても、現状の外を強く思い描き、五感で感じ、現状の臨場感よりも、**妄想や空想の世界の臨場感を高める必要があります**。

パフォーマンスが発揮できない時は、パフォーマンスが発揮できないように無意識に脳にネガティブな指令を出しているのです。いらない思考は捨て、必要な情報をポジティブに臨場感高く作っていくことで、脳は現状の外の妄想や空想を〝現実〟と認定し、リアルに感じている方を〝現状維持〟しようと働き始めるのです。

あなたが今できる範囲の現状の中にいては、今見えている世界の中で幸せを見つけようとしてしまいます。または、ネガティブな現状も拾っていきます。でも**現状の外が描けると、視座が変わり、見える世界が変わり、自分の可能性が見えて、やがて現状が変化し、自己成長に繋がっていくのです**。

これがＷＩＮづくりに大事な脳へのオーダーです。
この本を読んでくださっているあなたが、今、何かに悩んでいるとするならば、ネガティブなイメージを今も脳は持ち続けて、そのイメージを現状と思い、維持しようとしています。今、この瞬間も。本当に恐ろしいことです。

だからこの事実に気づいた時が始める時です。人生に〝いつか〟はないのかもしれません。限りある命、今こそ〝やる時〟だと、私は自分の心にいつもそう言い聞かせ、不調なく、本当になりたい自分に向かっています。

兼下まゆこ、ご機嫌リスト100

楽しいことをしている時、時間を忘れて没頭しませんか？　それを**フローな状態**と言います。何かを目指す時、心がご機嫌だとパフォーマンスの質が上がるのです。不機嫌ではすべての質が低下します。だからこそ、MYご機嫌リストを100個作成し、日常に取り入れることで、つねにフローな状態を目指していきましょう！　私のフローリストを参考に書き出してみてください！

1. 仕事している時

2. 美味しいもの食べている時

3. マッサージしている時

4. 自分のしたことで他人に喜んでもらえた時

5. 旅行している時

6. 温泉入っている時

7. ネイル変えた時

8. 勉強している時

9. 料理している時

10. 読書している時

11. ジムで有酸素運動している時

12. ヨガしている時

13. 山にいる時

14. 散歩している時

15. ライブ見ている時

16. ヘッドスパしている時

17. スポーツ観戦している時

18. コーヒー飲んでいる時

19. カフェでまったりしている時

20. 好きな人と笑いあっている時

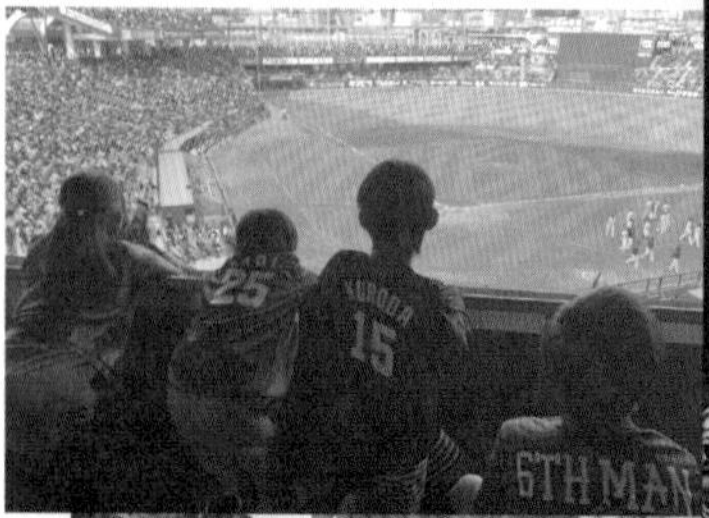
25
KURODA
15
6TH MAN

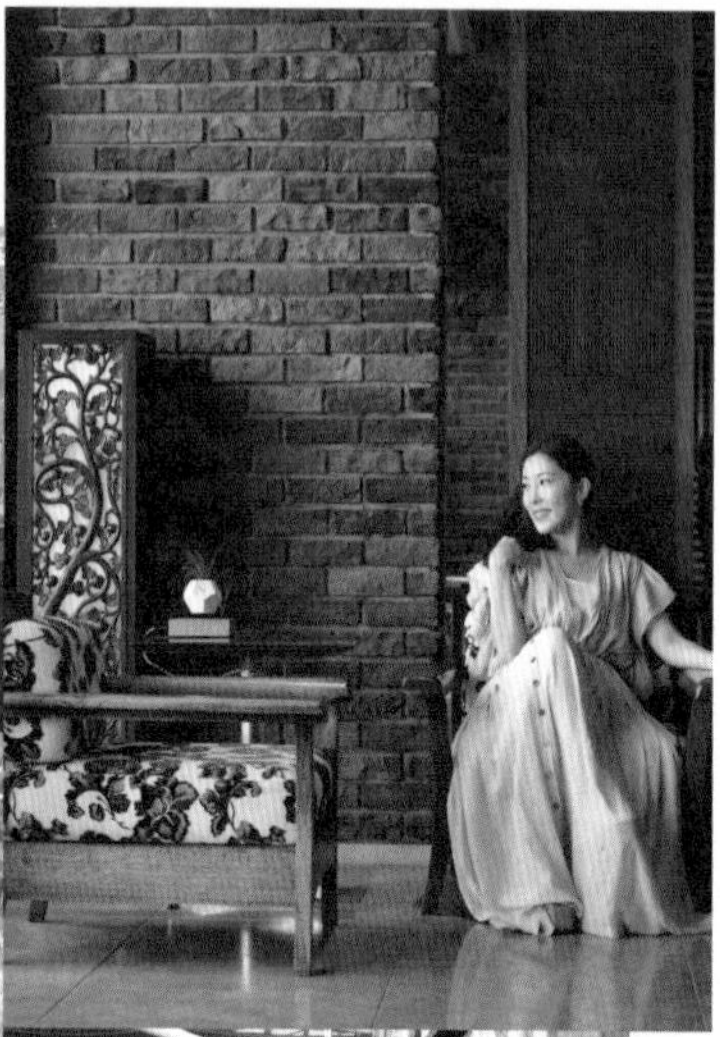

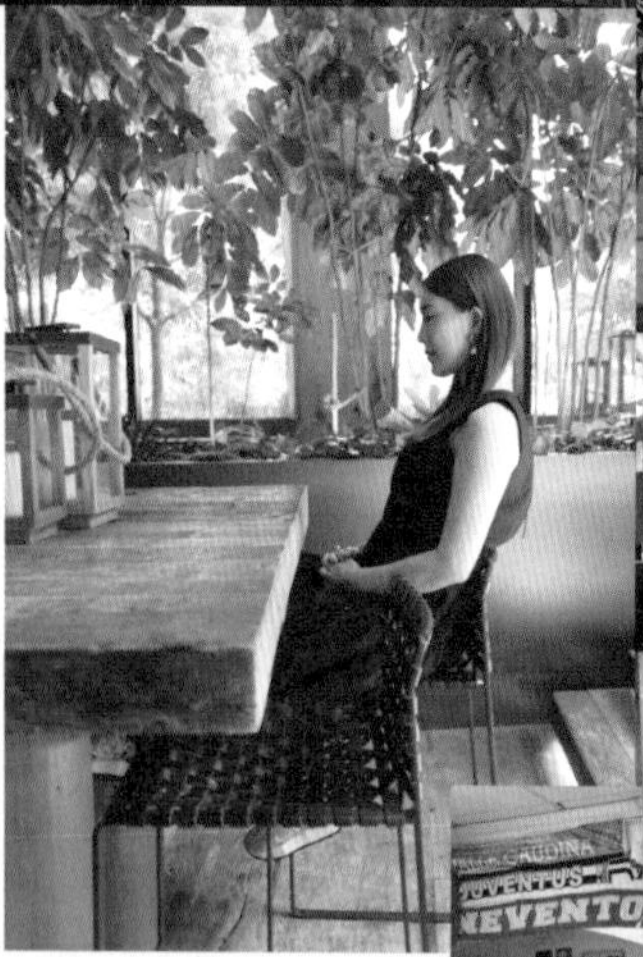

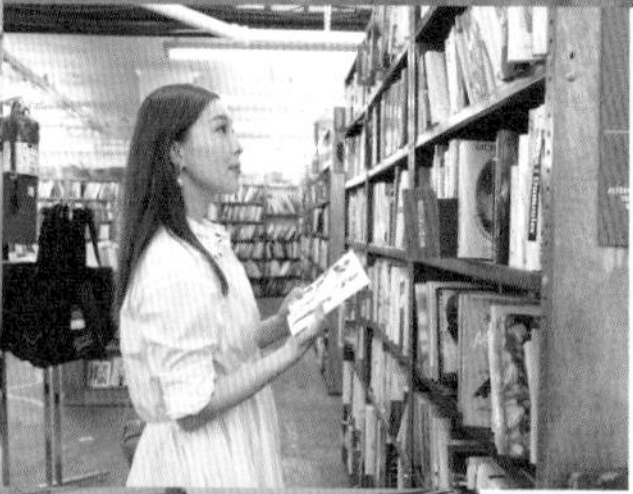

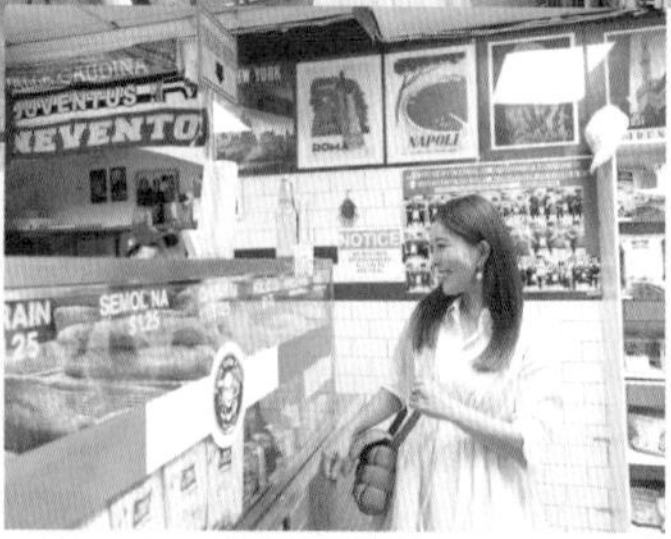
JUVENTUS
NAPOLI
NOTICE

21. 足裏マッサージしている時

22. ネットサーフィンしている時

23. メディテーションしている時

24. 初めての国へ行った時

25. 買い物している時

26. 肌の調子が良い時

27. 自然に囲まれている時

28. 地元にいる時

29. 移動している時

30. 新しい仕事が決まった時

31. 仕事が評価された時

32. お昼寝している時

33. 身体が軽い時

34. ピラティスしている時

35. 友達と会った時

36. ロールモデルが見つかった時

37. 子供を眺めている時

38. アロマ嗅いでいる時

39. 部屋が綺麗な時

40. 暖かい時

41. 岩盤浴入っている時

42. 天気が良い時

43. 泳いでいる時

44. ホテルでまったりしている時

45. 仕事が充実している時

46. 好きな人を想う時

47. 家族で過ごしている時

48. 大切な人と良い話し合いができた時

49. ニューヨークにいる時

50. 社員が成長した時

51. 生徒が結果を出した時

52. お花に囲まれている時

53. ワンピースを着た時

54. ヘアセットした時

55. 荷物が少ない時

56. 広い車に乗っている時

57. ドライブしている時

58. 良い食器を使っている時

59. フカフカなベッドにいる時

60. 柔らかい服を着た時

61. 歯磨きをした時

62. プレゼントを喜んでもらえた時

63. ファッション誌を見ている時

64. エステで身体が軽くなった時

65. 自転車移動している時

66. 良い資料が完成した時

67. ジュエリーを身につけた時

68. 良い写真が撮れた時

69. 髪がツヤツヤサラサラな時

70. お金を気にしないで好きなことできる時

71. 自由を感じた時

72. 若くて綺麗といわれた時

73. 好きな人との幸せな時間を思い出す時

74. 野菜が充実している店を発見した時

75. 寝起きの身体がスッキリしている時

76. 予定通りに物事が進んだ時

77. 広島の人と話をしている時

78. 悩みを打ち明けられた時

79. 広いソファで過ごしている時

80. 身体が絞れている時

81. 古民家にいる時

82. 綺麗な空を眺めている時

83. 良い声を聞いている時

84. 尊敬する人と過ごしている時

85. 悩みを忘れていた時

86. 時間に余裕がある時

87. ひとりで過ごしている時

88. 初めてのことにチャレンジする時

89. 家族みんなが元気で健康な時

90. 誰かに必要とされた時

91. ファッションが決まっている時

92. お風呂あがりに涼んでいる時

93. 1日1万歩歩けた時

94. お菓子を食べている時

95. 好きな人にくっついている時

96. 理解者に出会えた時

97. お腹抱えて笑っている時

98. 猫を見ている時

99. 熱く目標に向かっている人をみた時

100. ゴールを達成した時

Chapter 2

トップオブトップはなぜ瞑想するのか?

タイガー・ウッズやノバク・ジョコビッチといったアスリート、さらにマイクロソフト創業者のビル・ゲイツなど、あらゆる分野のトップオブトップは日常的に瞑想を取り入れています。瞑想はトレーニングや技術の研鑽と同じぐらい必要なもの。トップオブトップはそう考えているのです。

ゴルフ界において史上最高の選手と評されるタイガー・ウッズ、テニスのビッグタイトル獲得数が現在史上最多のノバク・ジョコビッチ。どちらもヨガや瞑想を取り入れ、多くのビッグタイトルを手にしました。そして日本の野球界が誇るレジェンド、イチローも、ヤンキース時代、同僚のデレク・ジーターが「イチローは試合前に自分のロッカーの前に腰をかけながら、20～30分間目をつぶって瞑想をしていた」と話していました。最近では、ダルビッシュ有投手も瞑想を取り入れているというニュースを見ました。

さらにアップルコンピュータの創業者であるスティーブ・ジョブズやマイクロソフト創業者のビル・ゲイツなども、瞑想という話題で必ず名前が挙がる人物です。

そもそもなぜアスリートにヨガや瞑想が必要なのでしょうか。

ここでは「ヨガ＝瞑想」としてお話ししましょう。

アスリート×ヨガといえば、長友佑都さんの書籍『ヨガ友』が有名ですが、そもそもヨガは本来日本で強くイメージされているような女性のためのフィットネスではありません。その目的もポーズを美しく作ることではありません。

ヨガ＝サンスクリット語で〝ユジュ〟。その意味は「繋ぐ」「結ぶ」です。つまり失ったバランスを取り戻し、思考を一点に集中させ、肉体と精神（魂）を一体化させることに本来の目的があります。

試合のたびに困難に直面し、疲労とストレスが絶えず押し寄せるアスリートは、ヨガを通じて肉体×精神のバランスをとることで、暴走した心を静めることだけでなく、何事にも影響を受けることなく、つねに平常心を維持することができるようになるのです。同じことが、仕事で厳しい判断を次々に下す必要のある経営者にもいえるでしょう。

だからヨガは単なるフィジカルトレーニングではありません。柔軟性向上のためのストレッチだけではありません。感覚を研ぎ澄まし、プレイの野生的な〝勘〟を向上させる「メンタルトレーニング」であるといえます。

一度始めたら、面白いほど即効性を感じてしまう「アスリートヨガ」。これからのアスリートのトレーニングには欠かせないものといえます。そして日々のトレーニングに、コンディショニング（呼吸や集中法、イメージトレーニングやヨガ）を取り入れる方法を知ると「自身が持つ能力を出したい時に最大限出し切る」ことが可能になるのです。

1．コンディショニング上手になること（focus, adjustment）

2．なりたいイメージを鮮明に持つこと（order）

アスリートにはこのふたつが大切です。長いシーズン中、トレーニングや練習だけではなくて〝何をがんばるのか〟明確な目的を課題とし、ライバルと圧倒的な差をつけることが大切です。

なぜならシーズンを迎えるにあたり、誰もが何とかレベルアップをして活躍ステージを上げようとしています。周りと同じ取り組み方、ふつうの練習をしていては、相当厳しい結果になるのではないでしょうか。さらにいえばコンディショニングが足りずに怪我をしては元も子もありません。

まずは不調を整え、整ったらあなたの信じる未来のスケールを圧倒的に大きくし、強く信じ、他の人とは違うイメージを持って脳のトレーニングとコンディショニングをする必要があるのです。練習量を増やすばかりが正解ではありません。練習量を増やしていいのは、その分完璧にリカバリーができる方だけです。

多くの怪我やミスの原因は、リカバリー不足です。大事に至るような怪我やミスを生まないためには、脳神経のメンタルトレーニングによって「休む能力」を底上げし、練習の量よりも質を変えて、トレーニング内容を〝他の人のレベル〟から一段引き上げることが必要です。それが何よりあなたを長く、怪我のない現役生活の継続へと導くのです。

実際、私の顧客には各業界のトップで活躍する方々がいらっしゃいます。アスリート界でも、野球、サッカー、ゴルフ、ボクシングなど、ありがたいことに多くの分野の方からオファーをいただいています。

アメリカを拠点に自己実現を目指している野球選手がいます。帰国すれば各球団からオファーがあるであろうにも拘《かかわ》らず、アメリカで挑戦し続ける彼は「今、持っている能力の底上げがしたい」とセッションをご希望。オンラインでのセッション後、ＷＩＮメディテーションがしっくりきたようで、現地アメリカまで2度も呼んでいただき、セッションを行いました。

野球界ではとくにＷＩＮメディテーションの反響がとてもよく、口コミで広がり、広島東洋カープの選手は自己効力感が向上し、メンタルの安定を感じて結果に繋げられていますし、さらに福岡ソフトバンクホークスの選手にも多数支持していただき、セッションを行っています。昨年から定期的に受講してくださっている板東湧梧選手はＷＩＮメディテーションのようなメンタルトレーニングをチームトレーニングの一環として導入してほしいと、契約更新時にチームに直訴までしてくれたようで、その話がニュースになりました。

さらに東京ヤクルトスワローズのオスナ選手も、ヨガを中心にセッションを始めてから打率が劇的に上がり、スポーツ新聞でもその話が取り上げられました。その記事の影響は大きく、様々なアスリートの方々から、その後の申し込みをいただきました。
また、2023年シーズンに現役ドラフトで移籍し、今シーズン過去最高の成績を収めた野球選手も担当しています。ネガティブ思考が圧倒的に改善されたのです。

ゴルフ業界でも、すごい勢いで広がっています。きっかけのひとつに、この書籍の編集者さんから「一度、まゆこ先生のセッションを受けてもらいたい女子プロゴルファーがいる」というお話があり、セッションを受けていただきました。彼女は、渋野日向子選手など、いわゆるトップ選手が多数いる黄金世代のひとりなのですが、数年前からスランプに陥っていました。最近ではトーナメントのコースにも同行させていただき、セッションを繰り返していったところ、シード権を狙えるところまで復活。ご自身のメンタルがとても強化され、前向きにゴルフに取り組めているという嬉しい言葉をいただきました。

ゴルフはもちろん、それ以外の人生すべてにおいて大きく変化を感じていただいているようで、他のゴルファーにも勧めてくださり、試合にも同行し、対面やオンラインでセッションを日々重ねています。その様子は、ニュースの記事にも取り上げられ「好調の陰にＷＩＮメディテーションあり！」と断言していただいています。

彼らの変化を感じ取り、受講された方は、これからプロを目指す若手選手から一般の方まで数知れず、本当に日々問い合わせが止まらないといった状況です。

新規で入会されたアスリートの方々には、自律神経測定器（スマートパルス）で数値のビフォアアフターを出すのですが（Ｐ１２２参照）、誰もがたった1回の体験セッションで瞬時に〝ゾーン状態に入れる脳〟に書き換えられ、セッションしている私がびっくりするほどです。わずか5分。一瞬で自分を〝ベストな状態に調整〟する技術を身につけられています。イライラや緊張、不安、考え事が多く、疲れが抜けない。そんなアスリートの方には、がむしゃらな練習だけでなく〝ベストな状態に調整〟する技術を会得していただき、ゾーン感覚に入りやすい、過集中でもなく、落ち着きすぎでもないバランスのとれた脳へと導きます。

そして音楽業界にもメディテーションの波が少しずつ広がっています。歌手のクリス・ハートさんは「もっと歌手として成長したい。歌や音楽をイメージしたい」とご自身で勉強し、自己流の瞑想をされていたのですがうまくいかず、ご連絡をいただきました。数回のセッションの後に「歌いながら、いろいろな気持ちが溢れるようになった。

俳優に近い気分です」と音楽面にいい影響が出たのと同時に、「頭の中がリセットされてクリアになり、これからの自分のキャリアをイメージしたり、自分がどういう歌を歌いたいのか、どういう曲を作りたいのかがわかるようになった」と話し、仲の良い共演者や、友人、ご自身が所属するレコード会社の後輩アーティストの方など多数、ご紹介いただいています。

さらに最近セッションをするようになったのが人気ミュージシャンのTさんです。仕事や子育て、終わることのない忙しさからか不眠に悩まれており、瞑想を自己流で始めてはいましたが、正解がわからず探していたところ、インスタグラムで私を見つけてくださり、入会されました。最初のセッションから感覚の違いをすぐ感じたようで、直後のリハーサルでは、10年以上付き合いのあるスタッフさんから「音がイキイキしてめちゃくちゃ変わった。何をしたの？」と聞かれたそう。長年第一線で活躍されている方でも、変化が起きてしまうのです。

また、俳優のMさんもキャリア20年を越え、これから先の未来への不安や撮影前の緊張感を抱えていました。そんなタイミングに、WINメディテーション体験者のご紹介で何度かセッションを行ったところ、演じることへの緊張が解消され、見えない未来への不安も払拭されたとのこと。Mさんには今も一定のペースでセッションをさせていただいています。

多忙極まりない経営者の方々のセッションも増えています。とある有名メディアの社長さんは「忙しくて脳が休まらない」という悩みを抱えていらっしゃいましたが、1年半の継続的なセッションの末、しっかり睡眠が取れるようになり、家庭と仕事とのバランスが取れるようになったそうです。男性にありがちな悩みですが、平日は仕事で多忙。休日ぐらい休みたいと思っても、慣れない子育てによる疲労や心の底にあった〝やらされている感〟が消えたのが何より大きな成果だったようです。

　活躍される分野は違えど、ＷＩＮメディテーションによって確実にパフォーマンスが変わり、未来の目標が明快に見えてきた多くの生徒さん。どんな些細な日常でも、楽しさや生きがいを感じられるようになり、不調のすべてが無くなった方が毎日増えています。

　これからも生きづらさや不安に悩んでいる多くの方々の問題解決をし、お役に立ちたいと心から願うばかりです。そして私自身が気づいたこと。トップオブトップに行き着く方ほど、メンタルトレーニングの大切さに早い時期から気づき、毎日の習慣として、継続して取り入れ続けているということです。

ＷＩＮ（勝利・自己実現・解決）を実現する秘訣、ご理解いただけたでしょうか。

Column 2

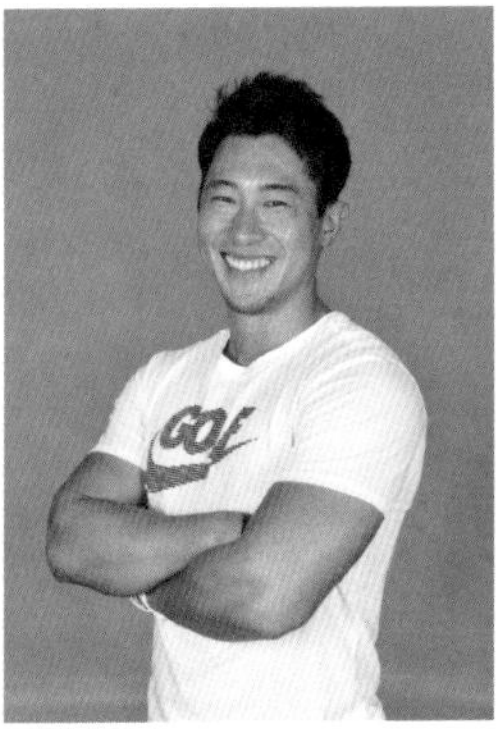

1982年京都府生まれ。“フジモンティ”の愛称で親しまれているゴルフプロコーチ。世界で注目を浴びているスイング理論の提唱者、ジョージ・ガンカスから日本で唯一指導を受け、自分史上最高の弾道を手に入れるスイングレッスンが反響を呼んでいる。プロから一般アマチュアまで幅広く指導し、現在はゴルフスタジオの経営にも力を入れる。新橋に今までにない新感覚のゴルフスタジオを開業予定。
@fujimonti

藤本敏雪さん

（ゴルフプロコーチ）

アスリートは
絶好調の時こそ、
メンタルを
鍛えるべき！

今や多くの人がご存じのように、勝負の世界で生きるアスリートたちにとって、メンタルトレーニングは必須です。とくにゴルフという競技には、フィジカルや技術が大切なのは大前提ですが、ツアーでの勝利には7割から8割、メンタルが影響するといっても過言ではありません。

なぜなら野球やサッカー、テニスなどは動いているボールを打つ球技である一方で、ゴルフは静止した小さなボールを打つ競技。その際に周りの空気であったり、音であったり、風などにものすごく影響を受けるのです。ある意味、とても繊細な競技だといえます。さらに競技している時間が他のスポーツに比べて極端に短い。むしろ歩いている時間、他人が球を打つのを待つ時間の方が圧倒的に長い。その時間に何を考えるか、自分の気持ちをどうコントロールするかが大切だからなのです。

わかりやすい例でお話しすると、世界中のプロゴルファーの中で圧倒的にメンタルが強いのはタイガー・ウッズです。彼は長年ヨガをやってメンタルを鍛えているんです。もちろん技術が素晴らしい選手ではありますが、スーパースターに必要な要素は、いざという場面で最高のパフォーマンスを発揮できること。これがタイガーの強みなんです。実際、聞いた話によると彼はゾーンに入っている時、携帯の音や周りの雑音が一切聞こえなくなるらしいのです。

　僕自身もゴルフの指導者としてつねにメンタルをいい状態に保ちたいと思っています。たとえばお客さんとゴルフに行く、またコンペに出場する際、僕の立場はゴルフ指導者。つまり、そのプレイには、周囲から期待がかかるわけです。「フジモンティがいいショットを打つのは当たり前でしょ」って。

　でも実は、めちゃめちゃあがり症なんです。学生時代からゴルフをやり、プロを目指していましたが、一番のウィークポイントはメンタルでした。試合になると緊張してガチガチになって、日頃のパフォーマンスがまったく出せないタイプ。そんな理由もあって、競技人生からは身を引いたんですね。今思えば、きちんとしたメンタルトレーニングを受けていなかったんです。自分の弱さを熟知しているからこそ、指導者になってからすぐにメンタルの弱さを改善したいと思ったのが、ＷＩＮメディテーションを受けるようになったきっかけです。

　まゆこ先生は「今、こういう状態をイメージしてください」と声掛けをしながら指導してくれました。たとえば呼吸が天井に抜けていくようなイメージだったり、大地にすーっと落ちていくようなイメージだったり。日常生活で呼吸を意識することってあまりなかったんですが、実際、緊張した時は呼吸や脈が早くなっているんですよね。それに気づけたことが、僕にとってプラスに働きました。しかも**何かをイメージしながら呼吸をすると、周りのものがシャッと幕を下ろしたようにシャットアウトされ、自分にすごく集中できる。いわゆるゾーンに入る感覚を味わえる**んです。だから呼吸法を定期的に繰り返すことで、自分の感情をコントロールする技術が鍛えられると思います。

　アスリートにとって練習を重ねて技術を習得し、身体を鍛え、コンディショニングをするのは当たり前のこと。それにプラスして、ＷＩＮメディテーションでメンタルを鍛えることが、絶対に必要です。僕のようにメンタルが弱いとわかってから鍛えるのではなく、技術、体力、コンディショニングと並行して、メンタルトレーニングが当たり前にあるべきだと思うんです。でも日本ではまだまだ「メンタルが弱いから、わざわざメンタルトレーニングしているんですね？」って解釈になりがちなんです。

イップスという言葉をご存じですか？　スポーツ動作で起こりがちな事例で、今までできたことが急にできなくなったり、思い通りに身体が動かなくなることです。僕自身も過去になりましたが、これは脳の記憶が引き起こしているんです。前回、大事な試合でティーショットを大失敗したとする。それが蘇って手が動かなくなってしまうんです。これはゴルフではよく起きがち。でもそれが起きてからメンタルを鍛えるんじゃ遅い。**むしろ自分の調子がいい時こそ、さらにメンタルトレーニングを加えて自身を安定させるべき**なんです。

世の中にはいろいろなメンタルトレーニングがあると思いますが、やや抽象的で難しい印象がありました。でもＷＩＮメディテーションは、今までにない感覚。ここまで身体の中から力が湧き出る感覚を得られるものはなかなかありません。だから今後、日本のアスリートたちにＷＩＮメディテーションが必要不可欠なものになると僕は思っています。

僕自身もＷＩＮメディテーションを受けてからは、車を運転している時、またプレイがうまくいかない時などで、あまりイライラしなくなりました。**調子が悪い時や、物事がうまく運ばない時も、目を閉じて呼吸を意識して行う。これだけで落ち着く**んです。僕の場合、自分の好きな場所や心地よいと感じる場所のイメージを思い浮かべています。たとえば綺麗な海とか、大自然の中にいる自分の姿とか。そして目をつぶってゆっくり深く呼吸する。そうするとハッと我に帰り、すーっとリラックスできるんです。だからこれからもＷＩＮメディテーションを勉強し、緊張した時はこの呼吸、いいショットを打ちたい時はこの呼吸、思った通りに運ばない時はこの呼吸といった風に、自分自身をコントロールできるのが理想です。もっともっと、まゆこ先生に教えていただきたいと思っています。

Chapter 3

WINメディテーションで人生が激変した人たち

WINメディテーションと出会い、初めて自分の心と向き合えた方々がいます。悩みの解決だけでなく、遠い夢だと諦めていた現状の外のゴールに向けて、歩み出している人たちの言葉には、あなたの人生のゴールへのヒントが隠れているかもしれません。

WIN - Case 1

齋藤玲奈さん

（統合自然美容セラピスト・ホリスティックサロン『&MOTHER』オーナー）

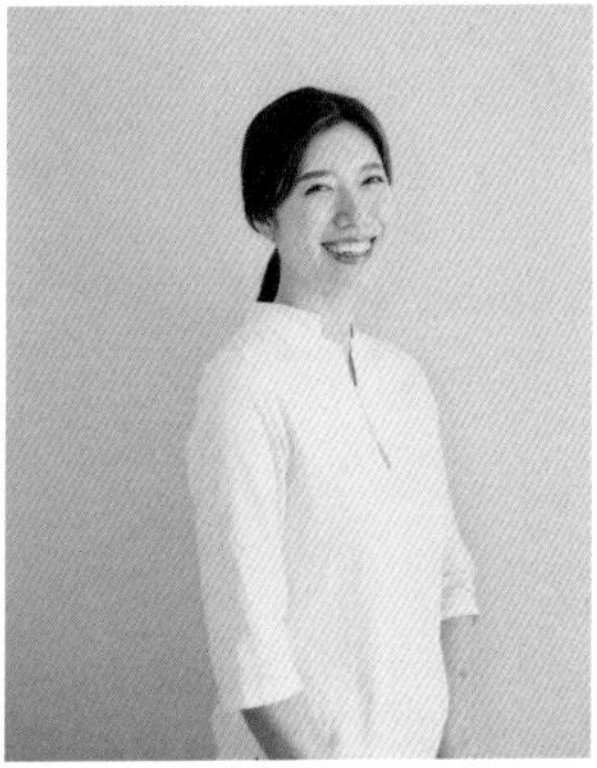

1988年東京都生まれ。現在4歳の息子を育てるシングルマザーであり、子宮セラピーと足もみに特化したサロン『&MOTHER』代表。ヨガ講師として活躍した後、自身の産後経験から、女性特有の悩みを抱える人々の手助けがしたいという思いが芽生え、サロンを立ち上げる。現在はセラピストの養成にも力を入れている。@andmother_reina

シングルマザーになり、日々疲れ切っていた私が、世界を視野に入れた、大きな目標が持てました。

小さい頃から真面目な両親のもと、完璧主義的に育てられたせいか、そのクセが大人になった今も抜けません。何事にも完璧を目指し、無意識に自分をカチンコチンに固めてしまうタイプです。20代はヨガ講師として活動していましたが、実は瞑想やメディテーションに対して、苦手意識を持っていたんです。目を閉じて呼吸をしても集中できないし、すぐに頭の中に雑念が浮かんでしまう。たぶん、一生瞑想を習慣にすることはないだろうな、と思っていました。

そんな私ですが、同じヨガ講師としてまゆこ先生のＳＮＳはチェックしており、ＷＩＮメディテーション会社を立ち上げたこともそこで知りました。その後、インスタグラムで発信する言葉を読むうちに、並々ならぬ熱量を感じ、「これはふつうの瞑想ではなさそう」と、まゆこ先生の存在が少しずつ気になり始めました。その後、とある場所でご本人にお会いする機会があり、実際に言葉を交わした瞬間「何がなんでもこの人のセッションを受けてみたい！」と思ったんです。その頃はすでに定例のお客様のセッションでお忙しく、新規の受付はストップされていたにも拘らず、直談判してなんとか予約を取っていただきました。

　ヨガの世界で無欲＝美徳という考えで生きてきたことと、産後はしばらく専業主婦だったこともあり、**大きな欲を持つことや高望みはよくないと自制する気持ちをずっと抱えていました**。でも私の心にはどうしても生まれる欲があり、そこに罪悪感がある自分もいて、心の中に静かな葛藤があったのです。

また、夫と離婚し、シングルマザーになったことをきっかけに、以前から学びを深めていた足もみと子宮セラピーの仕事を本格始動しました。

子育てと仕事、家事の両立など、あらゆるプレッシャー、不安、悩みが高じて身体が悲鳴を上げることもありましたが、何をおいても息子に惨めな思いや金銭面の苦労はさせたくないと思い、もっともっと自分自身が強くなり、収入も増やしていかなければと考えるようになったんです。幸い自分のサロンを開き、仕事は順調だったのですが、子育てはエンドレス。仕事を終え、ひと息つく間もなく保育園のお迎えに行き、そこからすぐに母親業が始まるので、心の切り替えがうまくいかず、ピリピリ、イライラしてしまったり。また、しっかり身体を休める術がなかったせいか、情緒が不安定になっていたんです。

ＷＩＮメディテーションは、最初から衝撃でした。長年、欲を持ってはいけない、高望みはいけないと自制していたはずなのに、まゆこ先生は最初から「玲奈さんの目標はなんですか？」と問いかけてきます。目標は？　と聞かれても、最初は言葉に詰まってしまいました。だって今まで欲は持ってはいけないと思っていたし、言葉にしていなかったものですから。だから「言葉に出してみましょう」と言われても、恥ずかしくて言い淀んでしまったんです。でも**目標を叶えましょう、現状の外に行きましょうと、まゆこ先生はつねに言ってくれる**。だから最初のセッションは〝いい意味で予想外〟でした。

　初めて自分の心の中と向き合え、言葉に出せたということには、なんだかとても感動しました。そうか、**私が欲だと思っていたことは、誰もが持つべき立派な目標だったんだ**と。そして叶えるぞと思ったら、叶えられるぞ！　という自信も湧いてきたんです。出産してからまゆこ先生に出会うまで、振り返ると私にとっては空白の3年間だったと思います。だからこれからの自分は、その3年間を取り戻し、本当の人生を取り返そうと思い、2回目のセッションを予約したんです。

それからは２週間に１度のペースでセッションを受けています。足もみと子宮セラピーという、今の仕事はもともと大好きでしたが、来月の売り上げの目標とか、目先のことしか考えずに仕事をしていました。そして「いつか月に１００万稼げたらいいな」と、小さな目標を思い浮かべるのが関の山だったんです。**でも最初のセッションでまゆこ先生に引き出されたのは「40歳で仕事を引退してハワイに住みたいです」**という、今思えば現状の中にあるゴールでした。

　でもそこからセッションで導かれていくうちに「海外にウェルネスクリニックを作って、世界中の大統領やロイヤルファミリーに施術する」という、現状の外のゴールを設定できました。そこからはすべての思考が前を向き、実行力も急加速しました。サロンではお客様に施術するだけでなく、養成講座を始めて自分の施術の枝葉を広げています。そして親子ともども海外移住を視野に入れ、英会話スクールにも通っていますし、来年からは海外視察の計画も立てています。足もみの施術で世界中の人の身体の不調を癒す。そんな大きな夢の実現へと歩み出した自分がいるのです。

ＷＩＮメディテーションと出会い、思考のすべてが前向きになりました。以前の私は、あれをやらなきゃ、これをやらなきゃ、でも疲れて何もできない……と、なんと効率の悪い日々を送っていたのでしょう。今はあれこれ考えず、毎日夜9時に息子と一緒に就寝します。なぜならＷＩＮメディテーションと出会い、集中力が高まったことで、あらゆることが短時間で片付き、だらだら時間をかける必要がなくなったからなんです。仕事が終わる夕方5時半から9時までは、全部息子のために時間を使っています。**健康的な生活になったせいか、本当に効率よくすべてが回るようになりました**。

今は2週間に1度、まゆこ先生にメンテナンスしていただいている感じです。まゆこ先生が持つ引き出しはとても多く、会うたびに違う刺激を受けています。毎日自分で行うセルフメディテーションとは違う、思考のアップデートや悩みの答え合わせができるのです。まゆこ先生と出会ってから、ずいぶんと心にゆとりを持てるようにはなりましたが、昔からの完璧主義がたまに顔をのぞかせ、私生活では無意識に無理をしてしまいがち。そういったことで起きる悩みも、まゆこ先生に隠さず話しながら、**呼吸の可動域を広げてもらい、筋肉の緊張を緩めていただいています**。

海外移住を決めてからは、日本のサロンを任せられる人材を育成しながら、いずれ今あるサロンは住所非公開のＶＩＰのためのプライベートサロンにし、それとは別に多くの人に施術ができる3階建てのサロンを作ろうと思っています。１階がショップ、２階がサロン、３階をヨガやピラティスのスタジオにし、多くの女性の健康を守る施設にしていきたいと思っています。

私自身がＷＩＮメディテーションで心が大きく変化したように、多くの人が今ある殻を破れるようになったらと心から願うばかりです。

私も含め、日本人に多い**「どうせできるわけがない。どうせなれるわけがない」というネガティブ思考を、WINメディテーションは壊してくれます**。だから自己肯定感が低い方ほど、1度受けてみてほしいと思います。そうして私自身も多くの女性たちが、女性特有の悩みから解き放たれ、もっと自信を持って自分の夢や願いに向かって行けるよう、役に立てる人のひとりになれればと思っています。

WIN - Case 2

赤山僚輔さん

（スポーツトレーナー兼リトリート施設オーナー）

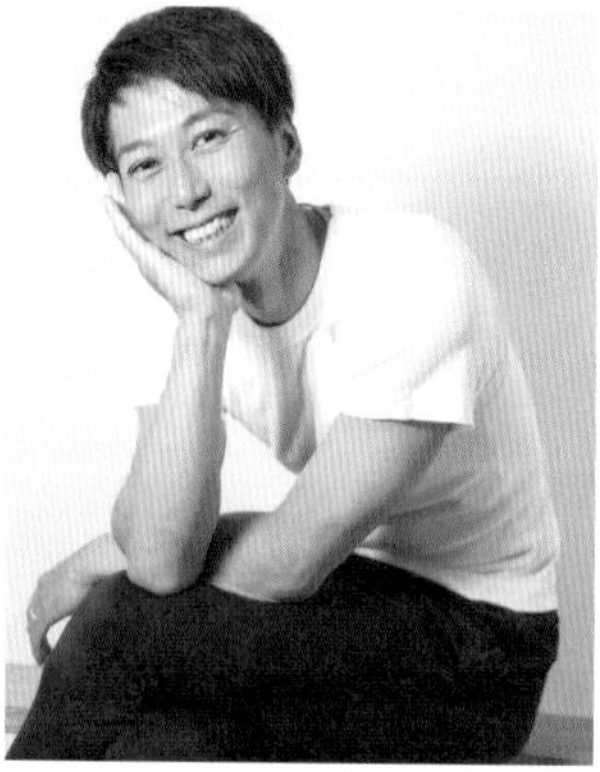

1982年香川県生まれ。スポーツトレーナーとして活躍する一方、2023年1月には地元香川県に自身が運営するリトリート施設『繫安芯堂』をオープン。東京オリンピック後、トレーナーとしてさらなる成長の必要性を感じていた際にWINメディテーションに出会い、第1期講師養成講座にも参加。7期では講師も務めた。
@ryosuke49

２０５０年までに世界中から慢性障害をなくす。WＩＮメディテーションと出会い、そのゴールの最短距離が見えた。

バスケットボールやバレーボール、空手の日本代表チームのスポーツトレーナーとして、合宿や世界選手権に同行しながら、治療院で働いていました。２０２１年の東京オリンピックの際には、空手の植草歩選手のサポートを務めていました。オリンピックの本戦ともなると、練習の成果だけでなく、メンタルの要素が勝負に大きく左右してきます。彼女も不安要素はかなり整理して大会に臨んだのですが、当日の舞台で不安要素が表出してしまい、実力が出し切れなかったという経緯がありました。その彼女がまゆこ先生のセッションを受け、僕に「こういう人がいるから、ぜひ会ってみてほしい」と勧めてきたのです。

スポーツトレーナーという仕事上、メンタルや呼吸法の勉強もしてはいたのですが、自分が実際に受ける機会はありませんでした。東京に行った際に、僕もぜひセッションを受けたいと思い、２０２１年の11月に初めてまゆこ先生とお会いしました。たまたま僕はまゆこ先生が指導を受けていた故中島正明先生（ヨガ・瞑想講師）の本を何度も読んでいて、それを参考に瞑想を実践していました。初めて受けたまゆこ先生のセッションは、とてもしっかりしたものであると感じ、さらにヒアリングを丁寧にしてくれるのだなと感じました。

実はその頃、スポーツトレーナーとしての自分の力量に疑念を感じ始め、もっと勉強する姿勢や環境を保ちたいと思いながらも、それが実行できずに悶々としている自分がいました。そんなタイミングでＷＩＮメディテーションを体験し、この瞑想と呼吸法ならアスリートへのメンタルサポートがしっかりできる。もしかして今が学ぶタイミングなのでは？　と、強く感じたのです。そして偶然にも「来月、初めて講師養成講座を開講するんです」とまゆこ先生から聞き、多忙だったスケジュールのはずが、なぜか講座の日程だけが空いている。これは「行け」ということかな。運命なのかなと感じ、受講料も詳しい内容も聞かず（笑）、その場で「受けます」と返事をしたのを覚えています。

養成講座では〝自分の中の課題〟をいくつも書き出し、それに優先順位をつけていくのですが、その中で僕の課題のトップは「選手のサポートをより高めるための自分自身の準備の時間を取ること」でした。

自分が書き出したことなのに、その文字を見て雷に打たれたような気分でした。その頃の僕はスポーツトレーナーと並行し、香川県高松市にある整体とフィットネスの施設のゼネラルマネージャーとして、終日、治療やスタッフ教育に時間を使っていました。この生活を続けていては、自分自身が学ぶ時間、技術を研ぎ澄ます時間が取れない。その課題を解決したいという思いが、内側からぐっと湧いてきたのです。

僕はスポーツトレーナーとして活動して10年程度経過した２０１３年頃から**「全世界から慢性障害がゼロになること」を志に設定**し、日々努力を続けていました。慢性障害とは、スポーツをしていて起きる膝痛や腰痛、スポーツ以外だと頭痛とか、いわゆる不調と呼ばれるものです。それが全世界からなくなることが、僕自身の大きな目標でした。かなり大きな目標ですよね？　でもまゆこ先生から養成講座中に言われたのは**「今の目標や目的じゃなく、現状の外にゴールを設定**

しましょう」という言葉。さらに上を目指せということだったんです。自分的にはすでに現状の外のゴールのつもりだったんですが、再度じっくりと考え、だったら期限を設けようと思い**「２０５０年までに全世界から慢性障害をゼロにする」に変えたんです**。その瞬間、自分の中で何かのスイッチが入ったようで、今自分がやっている仕事が、その目標達成に対して遠回りをしているなと感じたんです。正直、こんなことしている場合じゃない！　と、とても焦りました。

そして翌日、きっちり辞表を書き、組織の代表のところに持って行きました。次のステップに進む上で、今の立場を辞したいと。スポーツトレーナーとしての**自身の研鑽や学びを深めるための時間を優先的に使い、捻出すること**。そしてずっと僕の頭の中にあった、心と身体に向き合うリトリート施設の開業に向け、動き出しました。こういった施設が日本中、さらに世界中にあれば、治療院が何百、何千あるよりも、慢性障害がゼロになる未来に近道なんじゃないかなと思ったからです。心が決まると身体がこんなにも軽やかに動くのかと自分でも驚くほど、早速地元である香川県で土地・物件を探し始めました。

もちろん安定した働き方に終止符を打ったわけですから不安はありました。でも覚悟という部分にブレや迷いは一切ありませんでした。まゆこ先生との出会いがなければ、このタイミングでこの素早いアクションというのは、とてもできなかったと思います。自分自身が心と身体に向き合うＷＩＮメディテーションの瞑想という手法を体験することによって、これが近い未来、ひとつの文化になっていくはずだと強く感じたのです。それまでにももちろん瞑想を体験したことはありましたが、ＷＩＮメディテーションの瞑想は、まったく違うものでした。

２０２１年12月に着想を得て動き出したリトリート施設『繋安芯堂』は２０２２年11月にプレオープン。ＷＩＮメディテーションと出会い、約１年弱で大きく運命の舵を切れました。

ここまで自分が大きく生き方を変えられたのは、僕自身が講師として指導する中でも大事にしていることなんですが**「自分に対して嘘をつかなくなった」からだと思います**。自分が何かをしたいと思っても、人から求められていることがあるとか、こうしなきゃと、つい周りに合わせてしまったり、周りが求める自分を演じてしまう。でもその結果、内なる自分がひとりぼっちになってしまい、心が置いてけぼりになってしまっていたんです。けれど「自分に嘘をつかない」と心に誓ってからは迷いがなくなり、判断が速くなりました。これはＷＩＮメディテーションの瞑想によって、**自分と対話する時間が増えた結果**だと考えています。自分に「こうしたいんだよね」とリマインドできる時間が増えた結果です。

決して楽な人生ではないと思いますが、今は毎日がとにかく面白い。何が起きても動じなくなりました。『繋安芯堂』は僕自身にとっても、自分が整い、浄化される場所です。静かで雑音がない場所に身を置くと、自分の中のノイズにも気づける。リトリート施設開設にあわせて家族も引っ越しをしたのですが、２歳半の子供を自然がいっぱいの土の上で育てられること、以前の環境では不可能だった一緒に過ごす時間が持てることも、とても価値のあることだと感じています。

いつでも、どこでも5分だけ。がんばらずにできるというのがＷＩＮメディテーションの他の瞑想とは違うところ。自分に向き合う時間が取れず、なりたい自分とほど遠いところにいるなと感じる人には、ぜひ一度この瞑想を受けてみてほしいと強く感じます。

WIN - Case 3

平手晃平さん 内藤淑美さん ご夫妻

（プロレーサー）　　　（モデル・起業家）

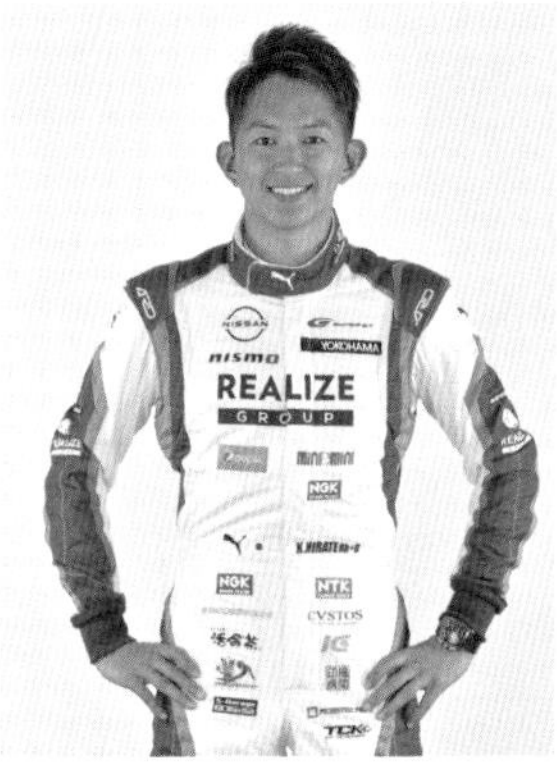

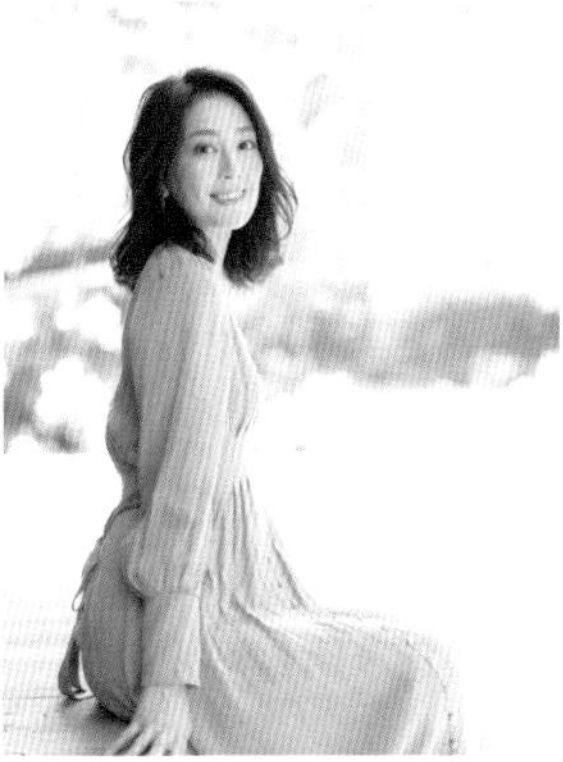

1986年愛知県生まれ。1999年13歳でカートレースデビューし、全日本ジュニアカート選手権初代シリーズチャンピオン。16歳でフォーミュラトヨタで史上最年少優勝するなど、その後も数々のレースで活躍し、今もなおカートレース界を牽引。『平手晃平と「車で遊ぼう！」』というオンラインクラブも設立し、多くの人に車の楽しさを伝えている。@kohei_hirate

1986年宮城県生まれ。大学時代からモデルを務め、24歳で結婚。2児の子育てとアスリートである夫のサポートをしながら、2022年には自身の子育て経験から、育児をがんばるママたちの「あったらいいな」を形にするベビーグッズブランド『premrosa』を設立。@yoshiminko1220

妻がポジティブに変化する姿に驚き、夫も参加した途端、レースに変化が！

内藤さん（以下、**内藤**）　もともと私は自分自身のメンタルがあまり強くないなと感じていました。今、子供が2人いるんですが、子育てをしながらベビーグッズを販売する会社を立ち上げました。でも約1年後、夜中に息が苦しくなってしまうなど、とても体調が悪くなったんです。

平手さん（以下、**平手**）　淑美はとても真面目な性格で、育児をしながら家事もきちんとして、おまけに立ち上げたビジネスで毎日息つく間もなく動き回り、メンタル的にもフィジカル的にもいっぱいいっぱいで生活しているなと感じていました。

内藤　病院で検査を受けてもとくに異常な結果はなく、育児ノイローゼに起因するメンタルの病ではないかと診断されたんです。そんな時、インスタグラムをフォローしているJリーガーが、まゆこ先生のアスリート合宿の様子をあげていて、夫がレーシングドライバーというアスリートであるし、自分自身の体調不良もあって、とても興味が湧き、セッションを申し込みました。実はそれ以前にも不調をなんとかしようと心療内科のカウンセリングを受けてみたんですが、自分が思っている以上に病人扱いされてしまい、なんだか通うのに抵抗があったんです。でもまゆこ先生はまったくそんなことがなく、癒しの空間、マッサージサロンに来たみたいな気軽な感覚で受け入れてもらえたんです。最初は簡単な呼吸法。あとはひたすら私の話をヒアリング。一番印象に残ったのは「今までの淑美さんは、周りの人のために時間も心も費やされてきたんですね」という、心の奥底に触れたかのような言葉。さらに**「今を楽しんでいますか？」という質問に、すごい衝撃を受けました**。なんで私が心の奥に秘めていたことを、ここまで理解してくれているんだろうと。最初からＷＩＮメディテーションが刺さりました。

平手　セッションを受けてから、淑美の心がとても落ち着いてきたと感じました。さらにセッションの回を追うごとに、子供たちに対する言葉の掛け方や接し方が、もちろん僕に対してもですが（笑）、とても柔らかくなってきた印象を持ちました。その後も彼女の表情がどんどん明るくなり、半年ぐらいすると僕がことあるごとに「変わったねー」と声を掛けたくなるぐらい、彼女が大きく変化したんです。

内藤　最初のセッションが２０２２年の12月だったんですが、翌年の3月ぐらいに自分でも「あれ、なんか今までと違う」と変化を感じ、周りからも「なんか最近変わったよね」と言われるようになり、**気づいたら辛いとか悩むという感情がなくなり、子供たちにもあまり怒っていないな（笑）と**。

平手　めちゃくちゃよくなった。僕はもともとポジティブ思考で、悪いこともあまり引きずらない。でも淑美は真面目な分、何かあると引きずってしまい、ネガティブなスイッチが入ると、なかなか戻せなかったんです。

内藤　まさに以前の私はそんな感じです。でもセッションを受けることにとてもいい効果があったので、夫にも1回受けてみたら？　と、勧めたんです。

平手　自動車レースという競技は、大会と大会の間が２～３週間空き、その間に他のスポーツのように実践練習がほとんどできないんです。一度サーキットで練習走行をしたら、すぐに次の予選が始まるという感じです。だから空いている期間にメンタルを高めたり、リラックスさせることが必要なのですが、それが意外と難しい。前の大会の結果が悪かった場合などは、とくに気持ちを切り替える必要がある。だからメンタルトレーニングが必要なことはうっすらと感じていました。でもフィジカルトレーニングさえもトレーナーを持たず、自己解決していたタイプですし、メンタルも強いと自負していたぐらいなので、そこまで気が回らなかったんです。だから妻に勧められても、最初のうちは聞き流していました。でも彼女自身があまりに変わるものだから、これは自分にもプラスに働くかも？　と思い、２０２３年４月末、大きなレースの前にセッションを予約したんです。

内藤　受けてよかったよね。

平手　うん、よかった（笑）。車に乗り込んで、スタートするまでの間にまゆこ先生に教えてもらった呼吸法をやってみたんです。すると**不思議なぐらい頭がシャキッとし、そして身体の力みが消え、その日はとてもレースに集中できました**。プレッシャーや人の声といったいろいろな雑念もすべて忘れられました。

内藤　夫のレース前って、ＬＩＮＥを送って励ましたりしているんですが「きっと今、こう考えているだろうな」と彼の気持ちが想像しやすくなり、しかも私自身がポジティブになったせいか、今までとは違うベストな声掛けができていると思います。

平手　確かに今までと違った（笑）。僕のメンタルを上げてくれる言葉掛けをしてくれて、なんか淑美にも導いてもらった感じがします。

内藤　夫はセッション後のレースで、ある意味結果が出たんです。

平手　残り5周までは、完全に表彰台争いの走行ができていたんです。残念ながら他の車のクラッシュに巻き込まれるアクシデントがあり、リタイアになってしまったのですが。でも自己ベストといえる状態でレースを運べたのが何より驚きでした。そして次のレースでは、それを上回る結果。予選で久々のポールポジションが取れたんです。まさにＷＩＮメディテーションの呼吸法のおかげ。

内藤　レース前の映像を見ていたら、運転席の彼のヘルメットが上下に小さく動いているのが見え、「あ、呼吸法をしているんだな」と思い、その結果のポールポジションだったので、ＷＩＮメディテーションのおかげだと嬉しくて、その映像をまゆこ先生にも送っちゃいました（笑）。

平手　僕だけでなく、淑美のビジネスにもいい影響が出ました。

内藤　私はママを助けるためのベビーグッズを製作、販売している会社を経営しているんですが、今まではオンラインで販売するのがメインでした。でもＷＩＮメディテーションで現状の外のゴールを見据え、**自分自身が本当にやりたいこととは？　と胸のうちと向き合った時、子育て中のママたちをグッズで支えるだけでなく、メンタル面からも支えられたら**と思ったんです。

自分が一時陥った育児ノイローゼが、世界中から消えたらいい、世界中のママを救いたいという大きな目標が見えたんです。それで

ＷＩＮメディテーションの講師養成講座を受講してプランナーになりました。下の息子（8歳）が所属している野球チームの試合を見ていても、チーム全体の雰囲気がポジティブだと勝てて、ネガティブな言葉が飛びかっている時は負けてしまう。ＷＩＮメディテーションを学んでからは、それが如実に見えるようになりました。同じような実力のチームと対戦する際は「こう考えれば、きっと勝てるのに」と考えるようになり、息子やその仲間にも試合前に意識して声掛けをしています。

平手　僕もレースでの優勝が目標ではありますが、まゆこ先生からの〝現状の外のゴール〟は、さらにその先に設定することを求められます。レーサーという仕事をするからには、モータースポーツが盛んなアメリカで、レースで活躍するのはもちろん、**ハリウッドで映画に出演するぐらいの著名なレーサーになる！**と設定しました。

内藤　大きな夢だよね。

平手　大きいよね（笑）。でも大谷翔平選手がメジャーで活躍する姿に日本人が鼓舞されるように、自分が飛び込んでがんばれるんだぞという姿を見せたいと大きな目標を持てるようになりました。

内藤　私は自分の仕事の夢も大切ですが、夫と息子にＷＩＮメディテーションを毎日のルーティーンにしてもらって、ますます結果に繋げていってほしい。夫のレースに関しては、正直勝てるイメージしかないので、絶対に勝利を摑んでもらいたいと思っています。

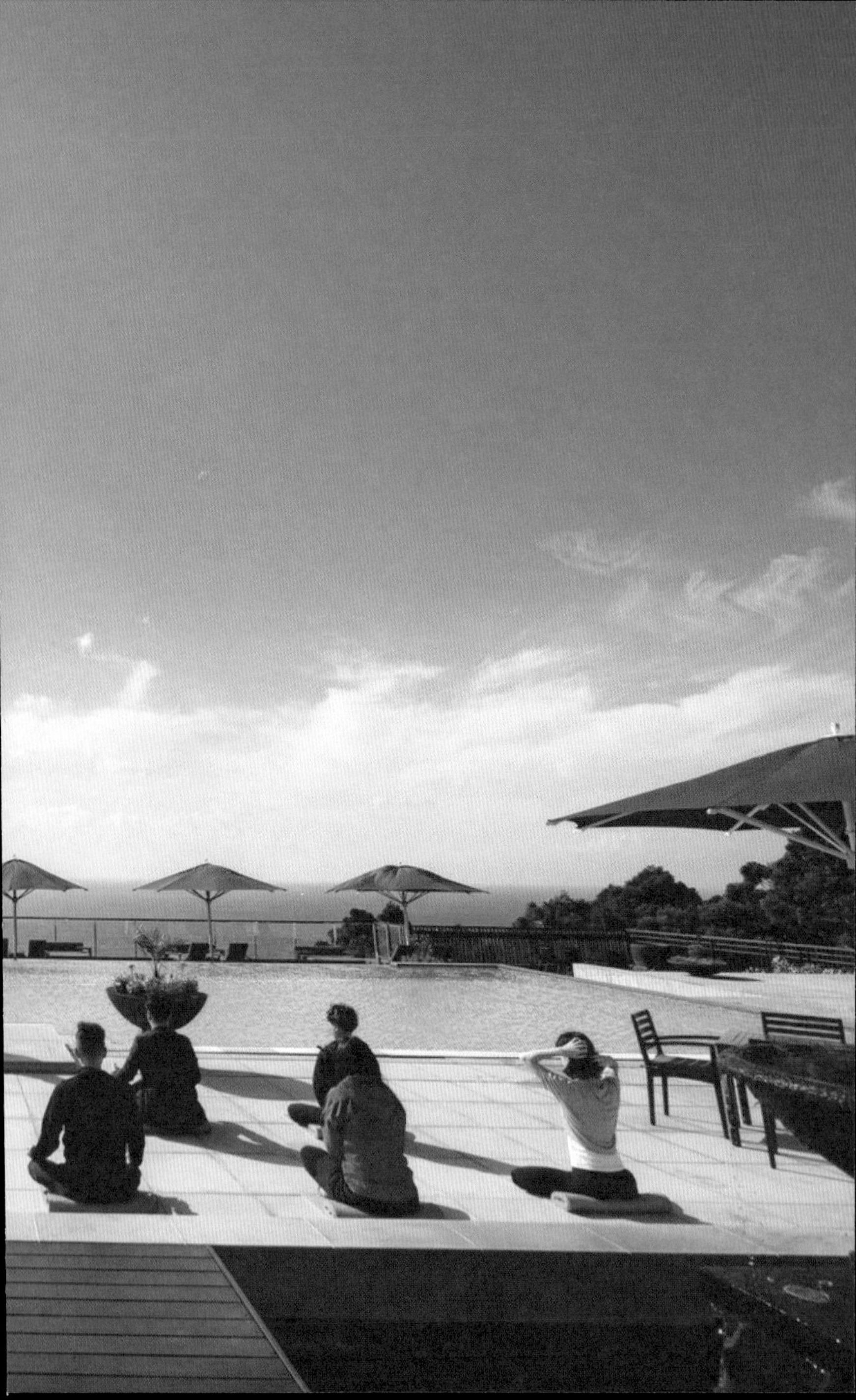

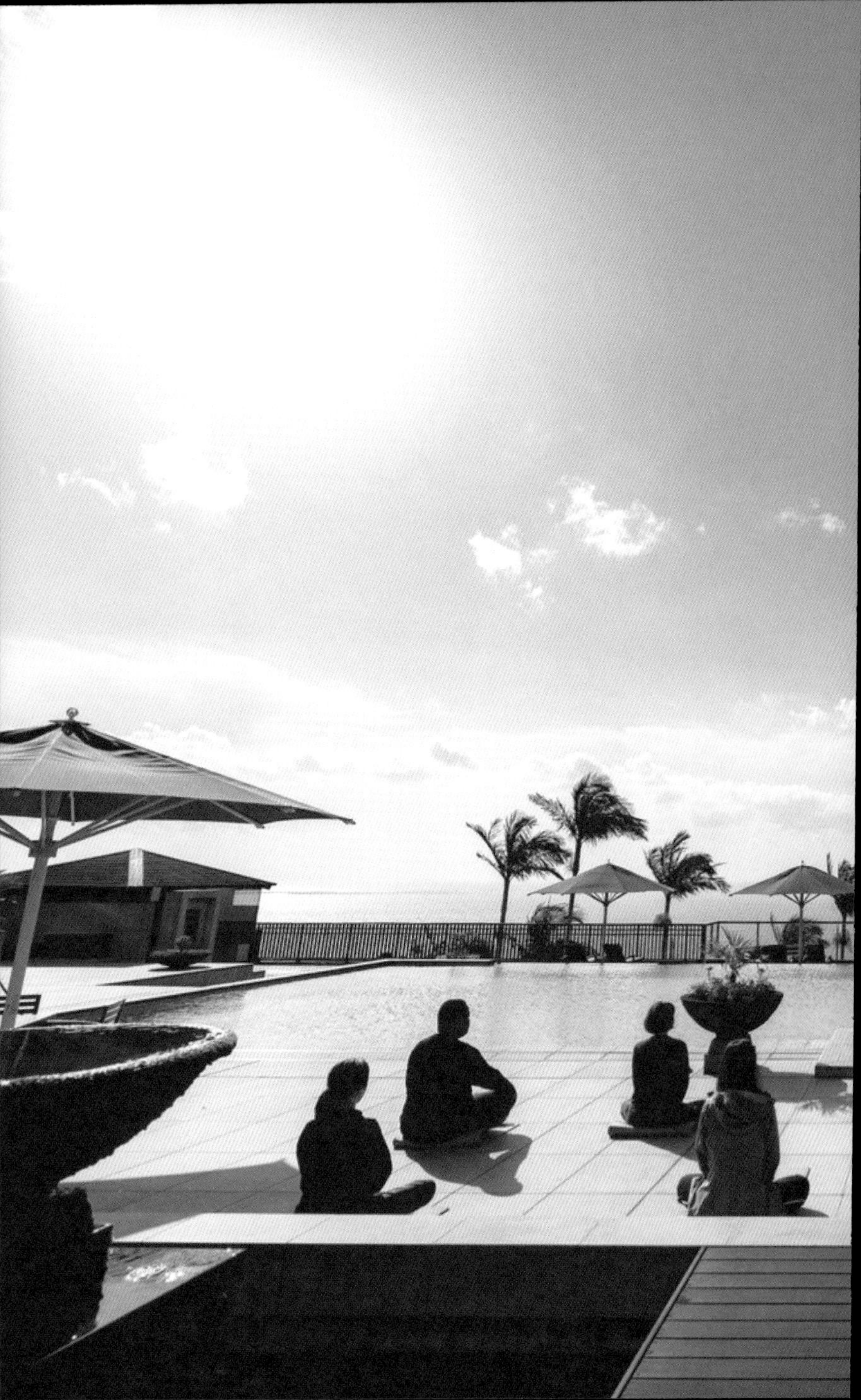

WIN - Case 4

齊藤邦秀さん

（ウェルネスプロデューサー）

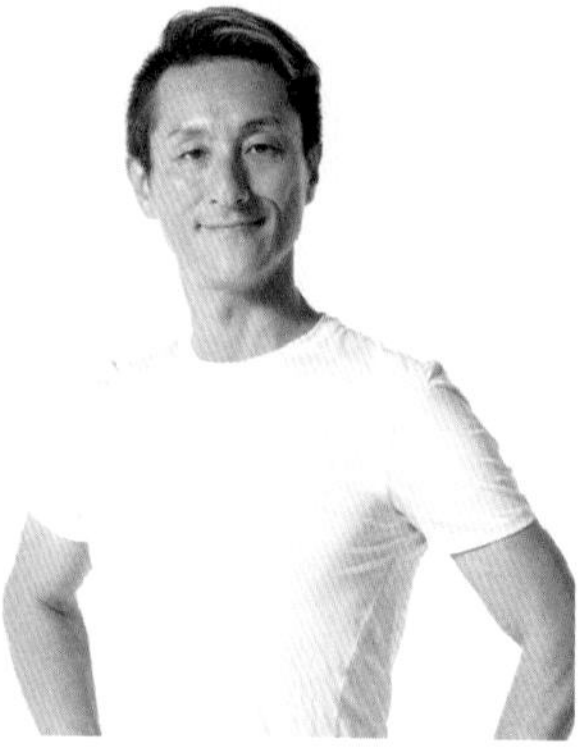

1972年山形県生まれ。大学卒業後スポーツトレーナーとして本格的に活動をはじめ、32歳で独立。アスリート指導から一般の方向けのフィットネスへと舵を切り、現在はウェルネスプロデューサー、ブレインヘルスコーチ、ヘルスデータサイエンティストなど様々な肩書を持つ、スポーツ・フィットネス・ウェルネス分野に精通するスペシャリスト。
@kuni_wellness

心に巻き付けていた鎖を解き、解放した瞬間、仕事も大きく前に進んだ。

トレーナーという職業柄、90年代にスポーツ医科学全般を学び、瞑想をはじめとするメンタルトレーニングについてもしっかりと知識を持っていました。でもそこで学んだのは、とても古典的なやり方。いわゆるカウンセリングをしながら、心を整えて目標設定するものです。大リーグで活躍する大谷翔平選手が高校時代に書いていたマンダラート（マス目にアイデアを書き込むことで、思考を整理、広げる技法）が話題になりましたが、まさにそんな感じです。

まゆこ先生のＷＩＮメディテーションは、**自分の枠を超えるイメージトレーニングの先に、ゴールを設定することが、何より素晴らしい考え方だと思いました**。

私には子供が３人いますので家庭内でやることは多いです。なおかつ、仕事も多忙で、余裕のない生活を送っていました。そのため、自分の夢や目標を考えることをしなくなっていました。いわゆる毎日がいっぱいいっぱいの状態でした。

ある時、父を亡くしたことで僕の生活に大きな変化がありました。自分自身で打破できない問題を抱えていたんです。父親として、夫として、家のこともやりながら、どうやって自分が向上する道を見つけたらいいのか。時間に追われる毎日で、仕事を前に進めることができないのがもどかしかったんです。でも知人の３児のママさんトレーナーが、まゆこ先生のセッションを受けてから劇的に変わったのです。

その姿を間近で見て「ＷＩＮメディテーションには何かあるぞ」と、同じトレーナーとしての関心と興味が湧きました。同時に自分にも何か起きるんじゃないか？　という期待も生まれたのです。まゆこ先生に出会ってからの彼女は、驚くほどおだやかで心が安定してきたんです。彼女のあまりの変化に「僕にも紹介してもらえない？」と、まゆこ先生のセッションを受けてみました。

初めてのセッションの日。まゆこ先生の声に導かれながら、大きく、深く呼吸を繰り返します。心が整ってくると、自分がそれまでやってきたことや、周りの人に支えられてきたことへの感謝、そして今後自分がどうしていくのか、**ありとあらゆる感情が一気に胸の中から湧き出し、セッションしながら涙が溢れ出ていました**。

無意識のうちに感情を閉じ込めていたんだと思います。トレーナーという職業柄、いい意味でも悪い意味でも、人を立てることを優先し、少しずつ心に何かを溜めていたのかもしれません。これらの心の状態が一気に解放されました。**「無理せず、やりたいことをやってもいい」**と、自分の我慢しすぎる性格に気づき、驚くほど気持ちが楽になりました。心の解放と同時に、身体も身軽になりました。長年、トレーナーの仕事をしていますが、実は同じ組織や団体の中にいるのが苦手です。でもＷＩＮメディテーションで心が解放されてからは、自分の意見を相手に説明することができました。「ブレインヘルス（脳の健康）」やデバイスを使ってのヘルスデータのコーチングを始めることもできました。自分が思い描く通り、前に進むことができています。

　今は必要と感じる時に、まゆこ先生のセッションを受けています。まゆこ先生に僕の心の中を打ち明けることで安心したいのかもしれません。長年「このままでいいのだろうか」という思いを抱えながら過ごしてきた自分が、目の前に開けた新しい仕事への期待と、少しばかりの不安に毎日ワクワクしています。そして、まゆこ先生から問われた「現状の外のゴール」にも少しずつ近づけていける気がしています。

ブルーゾーンと呼ばれる地域（世界で100歳以上の人が多く住んでいる地域。日本の沖縄をはじめ、イタリアのサルディーニャ島やアメリカのロマリンダ地方など）をご存じでしょうか。彼らのライフスタイルのいいところを取り入れながら、地域文化に合ったウェルネスをプロデュースすることが、僕の「現状の外のゴール」です。

遊びなのか、仕事なのかわからないですが、美味しいものを食べて、いろいろな人と交流して、楽しく暮らせる場所を作っていきたい。これから日本や世界を周り、行政の方たちとも交わりながら、進めていきます。人生100年時代の今、ウェルネスは大きな可能性を秘めています。ビジネスとしても自分自身のライフワークとしても、枠が大きく広がり、毎日とてもやりがいを感じています。

WIN - Case 5

河合克訓さん 高澤麗さん ご夫妻

（パーソナルトレーナー）

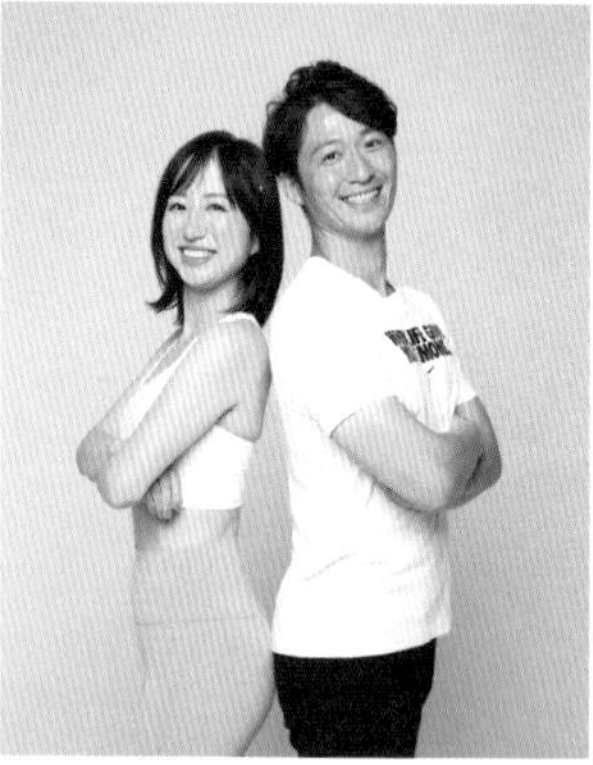

1988年東京都生まれ。会社員経験を経て、トレーナーに転身。トレーナーとして様々な経験を積み、2017年に独立。食事制限やトレーニングによって体脂肪を10%減らしたものの、女性らしい身体からかけ離れてしまったという過去の経験から、現在は柔らかくハリのあるやわハリボディメイクの提唱を行っているボディメイクのプロ。
@rei.takazawa

1988年愛知県生まれ。ベストボディジャパン日本大会出場経験もある。大手フィットネスクラブで女性のダイエットを専門としたパーソナルトレーナーとしてキャリアをスタートさせ、累計3000名以上のボディメイク指導を経験し、2020年に独立。パートナーである高澤麗と共に書籍の出版やオンラインサロンの運営をするなど、幅広く活動している。

@ku7ni_fitness

妻に負い目を感じる夫。
気遣う人生に疲れた妻。
どちらもＷＩＮメディテーションが解決。

河合さん（以下、**河合**）　僕たち夫婦はそれぞれがパーソナルトレーナーという職業で、一緒にオンラインサロンの運営をしています。僕自身は身体に関する知識に問題なかったのですが、メンタルの勉強はそれほどしてなかったし、そもそも瞑想に対しても興味はあったものの「若干宗教っぽい？　胡散臭い？」といった印象を持っていたんです。ではなぜＷＩＮメディテーションを受ける気になったのか。実は当時の僕は、とても自信がない自分に悩んでいたんです。ふたりでオンラインサロンをやっていると言いながらも、看板はあくまで高澤でした。僕自身が、もっと人から頼られるトレーナーになりたい、「河合さんがいてくれてよかった」と言われる自分になりたいと、心の奥底に承認欲求がずっと燻《くすぶ》っていたんです。そんな時に出会ったまゆこ先生は、自信に満ち溢れた美しい外見と、しっかりした理論を持ち合わせた方。もし受講して自分が変われるなら……という期待もあってセッションを受けました。

高澤さん（以下、**高澤**）　その頃、彼がいろいろ悩んでいたのはわかっていたので、私もいいのでは？　と送り出しました。

河合　初めての時はグループセッションだったんですが、心を無にするどころか、いろいろ考え事をしてしまい、身体も重いし、頭の中がぐるぐる回っている感じでした。**でもセッションが進んでいくうち、**

身体というよりはまず頭が軽くなり、スッキリしたんです。そして身体もふわっと軽くなって、心に澱んでいたものが流れ、すーっとおだやかになったのがとても気持ちよく、終わった瞬間、次のパーソナルセッションを申し込みました。

高澤　パーソナルはグループより集中できたの？

河合　やはりパーソナルだとより集中できた。時間とともに集中力が高まり、**自分の感覚が研ぎ澄まされていくのがわかりました**。まゆこ先生は、カウンセリングにかなり時間をかけるんですが、僕も話しながら、前半と後半の発言がまったく違うな~と（笑）。思考がどんどん変わってきて、悩みだった自分と高澤を比べる気持ちとかが薄れて、ちゃんと冷静に考えるようになったんです。セッション後は自分が目指すものがはっきり見え、そこに到達するにはどうしたらいいか、逆算して考える冷静な自分がいました。

高澤　具体的にいうと？

河合　僕は本来ダイエット指導が得意なトレーナーだったにも拘らず、高澤の骨格を整える理論に引きずられて、本来の自分からズレたことばかり発言していたんですね。いったい自分は何がしたいんだってぐらい、ブレていたんです。それはもちろん、自分に対する自信のなさが生み出したものだったのでしょう。

高澤　私は河合が身体を鍛えてボディコンテストに出ていた、自信に満ち溢れている時期も知っていたから、その後に体調不良が続いたり、コロナ禍での独立によって自分が思うように進まないことで挫折し、自信を喪失しているのを感じていました。でもセッションを受けた後から「俺はできるんだ」という自信を纏《まと》った、懐かしい空気感が漂い、あ、自信を取り戻し始めたのかなと感じて、すごく嬉しかったんです。それを見て、まゆこ先生自身に興味が湧いたんです。インスタグラムなどを見ると、めちゃめちゃ美人だし、しかも理論的に話す人だなと。いったいどういう経緯を経て、ああいう人物になったんだろうと興味が湧き、「しなやかメンタル」というＷＩＮメディテーションのZoomの講座を受けてみました。

河合　そうだったね。

高澤　私自身は、中学生の頃からずっと優等生として生きてきました。周囲に気を遣って生き続け、結果として〝気遣いができる人〟というポジションを得て、周りから信頼される人間になりました。でも心が充実する一方で、なぜか疲れている自分もいました。ＷＩＮメディテーションでは、つねにご機嫌でいる自分をひとつの目標にしているんですが、**実は不機嫌な時って「～すべき」「～せねば」という考え方に縛られ、脳の働きが悪くなり、自分の進むべき方向に進めていない**という話をまゆこ先生がしてくれたんです。それを聞いた瞬間、あ、私のことだ！　と。私は今まで99％「べき、ねば」で生きてきたんだと気づいたんです。「自分がこうありたい」という強い思考がないのがずっとコンプレックスで、具体的にいうと、「これをやりたい」と思っている自分がいても、目の前でお客さんが悩んでいたら、まず自分は後回しにして、お客さんの悩みに向き合わねばと考えてしまうんです。これは悪いことではないし、他人からは責任感があると評価されます。けれど自分はやりたいことを我慢したから苦しい。それが積もり積もって、仕事は楽しいのに、セッションの予約がいっぱい入るとしんどい、みたいな気持ちを抱えていることに改めて気づいたんです。そしてまゆこ先生の話を聞いていたら、脳も鍛え方次第でアップデートし、思考も変えられるのでは？　と、受講を考え始めたんです。

河合　ちょうど僕が２０２２年の10月に第４期講師養成講座を受講してプランナーの資格をとったんです。そして高澤も翌年に第８期講師養成講座を受講し、夫婦共にプランナーになりました。僕はＷＩＮメディテーションを受けるようになり、自分にしかできない持ち味のあるトレーナーになりたいと考えるようになりました。痩せにくくなった年代の女性たちのための「リバウンドしないダイエットトレーニング」に特化したところ、仕事が回り始め、少しずつ自分が認められる存在になってきたと感じられるようになりました。

高澤　私は心配性ゆえに、夫のこと娘のことでいらぬ心配ばかりして、その結果イライラしてしまっていたのが徐々になくなってきました。河合に対しても「彼がなんとかするから大丈夫でしょう」と無用なりスクヘッジをしなくなりました。それに仕事の面でも、何か集中している時は、たとえ人から連絡がきても、今までのように即時処理せねばという**「べき、ねば気質」が少しずつ消えていきました**。それをやっていてはむしろ集中力が途切れてパフォーマンスが落ちるとわかったからです。「すぐでなくとも、これが終わってからすればいいお返事かな？」と心に少し余裕が持てるようになりました。ＷＩＮメディテーションの「今、ここ、自分」というイメージ法をおまじないのように思い返すようにして、どんどんパフォーマンスを上げることができてきました。今まで目線が外にばかり向いていたんですが、**自分の心の内側に向き合えるようになったのがすごい進歩だと思います**。

河合　僕はパーソナルトレーニングのセッションにも、ＷＩＮメディテーションの考えを取り入れています。ダイエットに悩む人は、仕事に追われ、家事や育児に追われ、自分以外に目を向けることが多すぎる人なんですね。だから**まゆこ先生から教えていただいた、もっと自分にやさしく、決して無理をしない**という話などをしています。それとトレーニングの際に、必要な人には運動を始める前や後に瞑想を取り入れてみています。お客様にも「なんか気持ちが整って楽になる」と言われ、評判は上々です。

高澤　オンラインサロンも、昔は私の比重が多かった気がしますが、今はうまく共同運営できている感じです。私自身が提唱するボディメイクにもメンタルはとても大事なんです。自分に自信がなかったり、どうせ変わらないだろうという思考で運動していては、身体が変わらないというのが、河合と私の共通理論です。だから私もオンラインセッションの際に、ＷＩＮメディテーションで教わったご機嫌の話や自律神経の話を今はかいつまんでお話ししているんですが、これからはメニューにメディテーションも入れていこうかなと思っています。

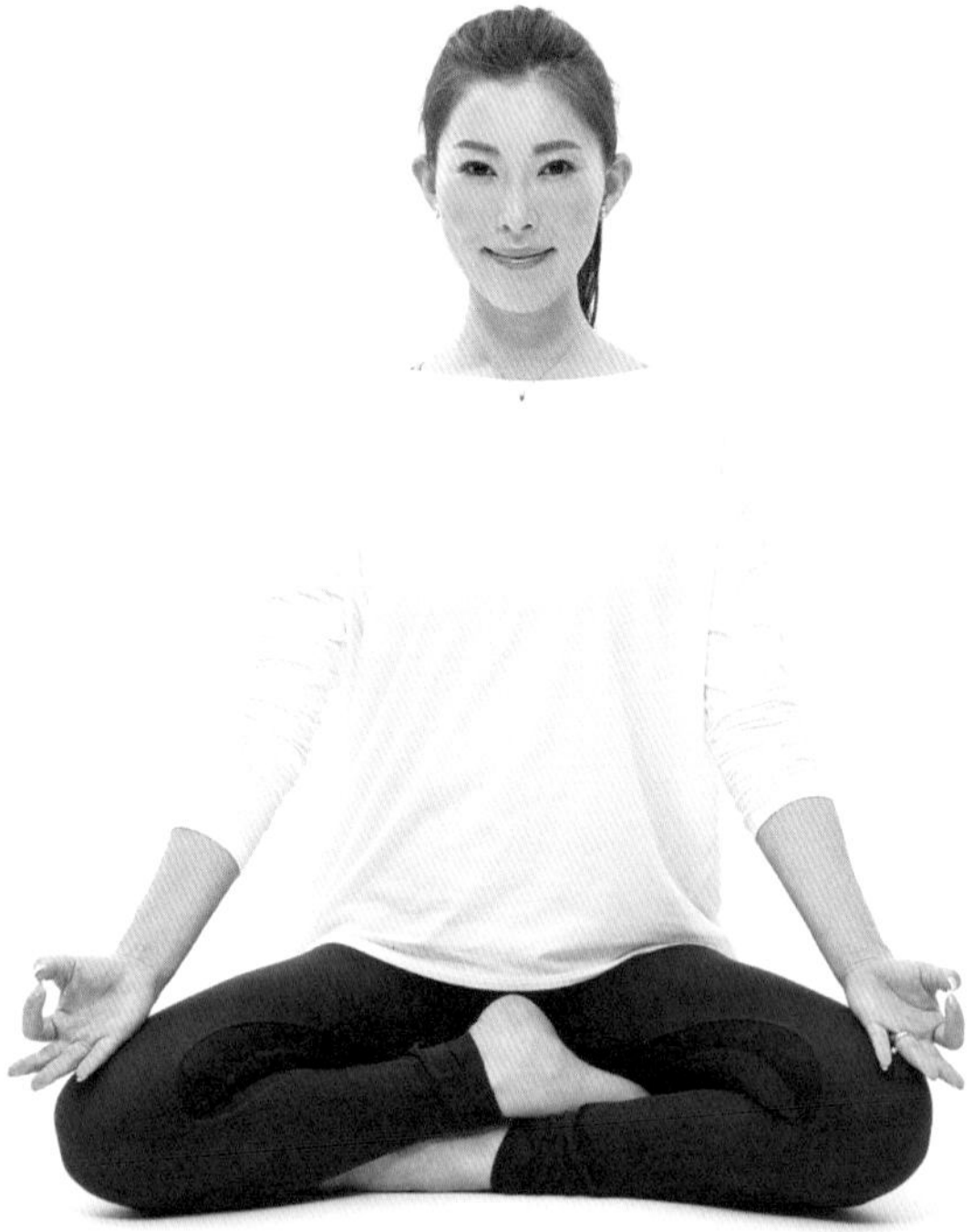

Chapter 4

PREPARE
さぁ、始めよう

1回5分、いつでも、どこでも、誰でも、簡単にできるWINメディテーションを実際に行ってみましょう。まずは基本の動作を知っておくことで、いつでも、どこでも、簡単に行えるのです。さぁ、まずは準備を始めてみましょう。

PREPARE 1

アプリ「インサイトタイマー」をダウンロードする。

アプリはこちらから!

Apple
https://www.gentosha.co.jp/t/kaiketsu/apple/

Android
https://www.gentosha.co.jp/t/kaiketsu/google/

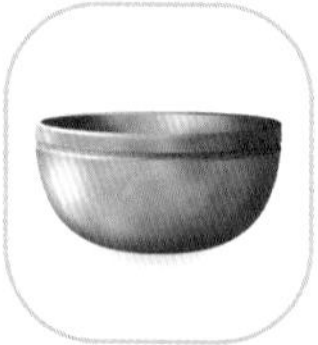

メディテーションを行う5分間をカウントしてくれるタイマーで、しかもベルを鳴らしてくれます。ベルの音色も数種類の中から選べます。そして瞑想中のBGMに、水の音や森の中の音など自然音を流してくれます。もちろんカウントは、スマートフォンのタイマーでも可能ですが、目をつぶっての5分間なので、ベル機能などがあるこのアプリは便利です。

PREPARE/2

マットを敷き、座布をセットする。

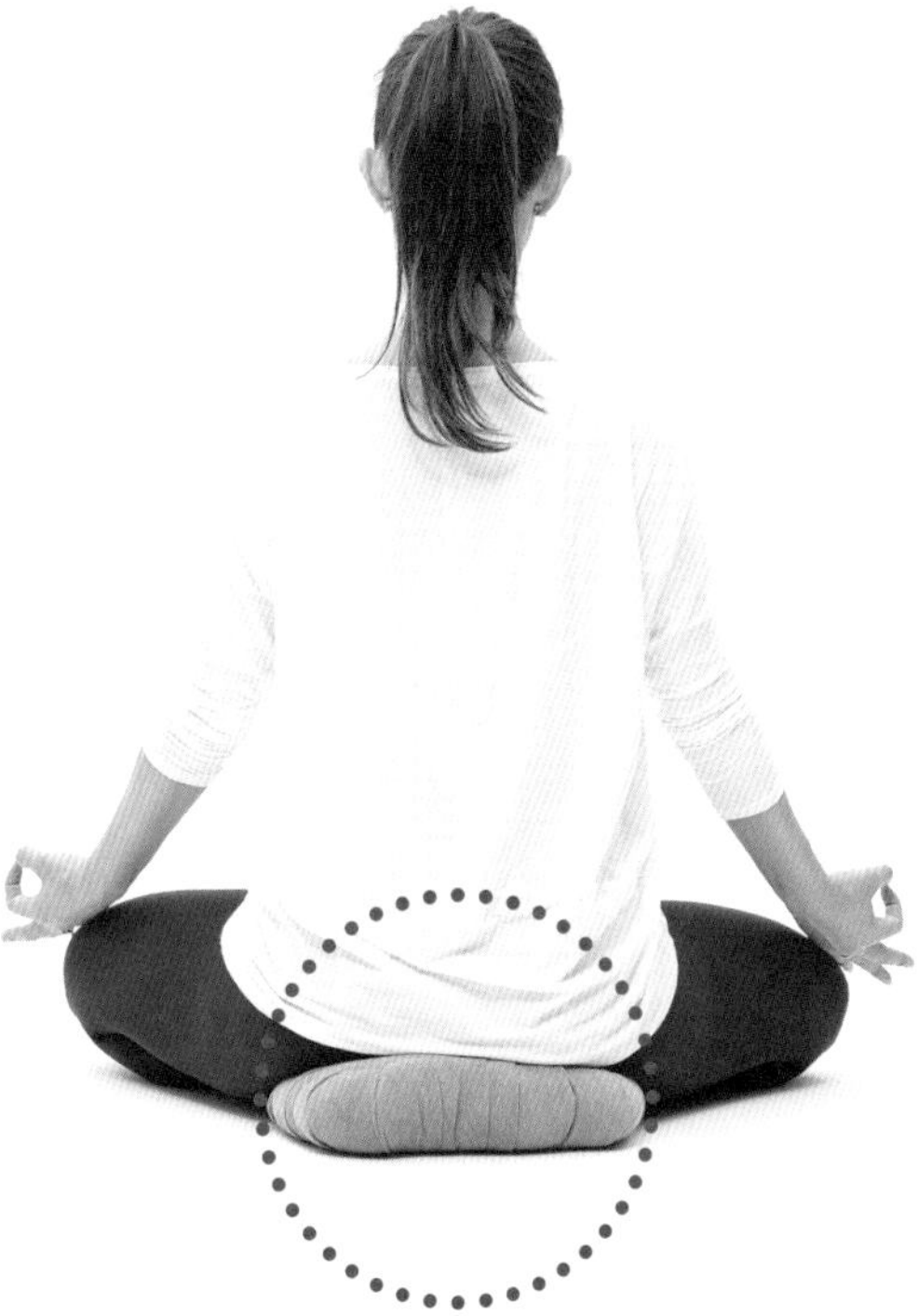

座布でお尻の下に高さを出す。座布が滑らないよう、下にヨガマットなどを敷くのが理想的。

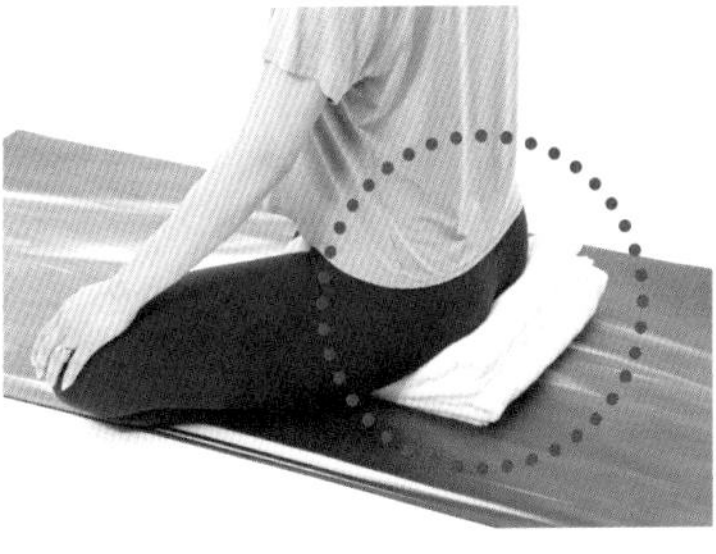

バスタオル2枚をそれぞれ三つ折りにして、重ねてお尻の下に挟めば、座布の代わりになる。

PREPARE 3

座法1

背筋を伸ばして、座る。

正しい姿勢

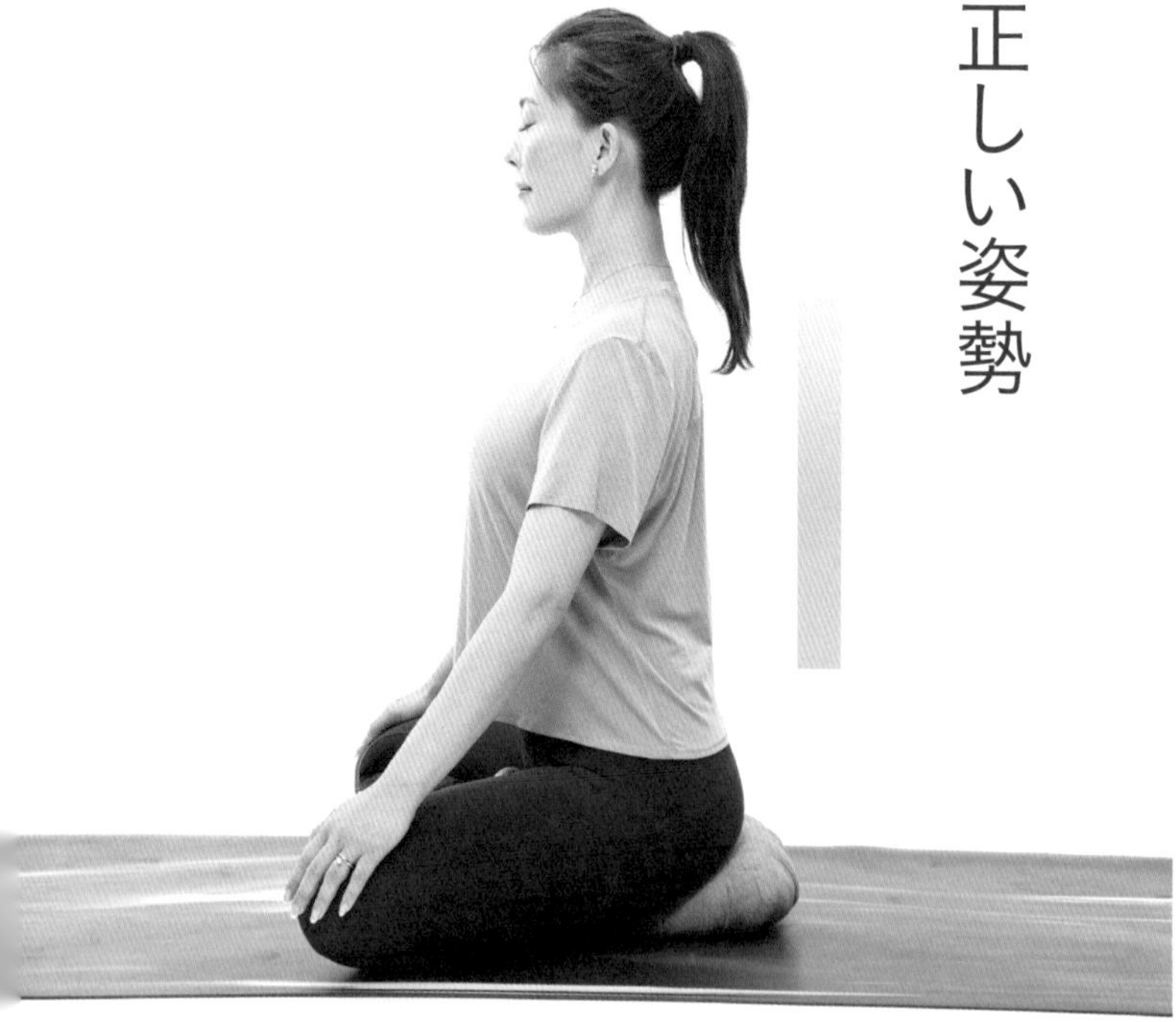

身体を左右に揺らしながら、座骨に均等に体重を乗せ、楽で快適な姿勢に。骨盤が床から垂直で、頭頂部から糸で吊るされるイメージ。

音声ガイド
from まゆこ

NGな姿勢

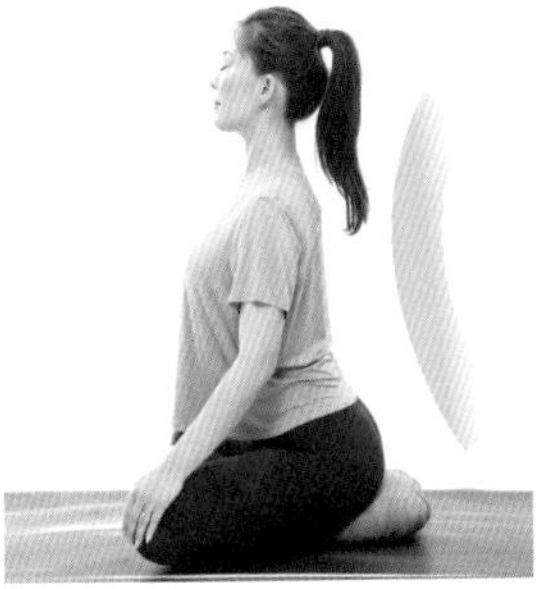

NG姿勢1

骨盤が前に行きすぎてしまうと、いわゆる反り腰になってしまう。この姿勢では交感神経が優位になる。

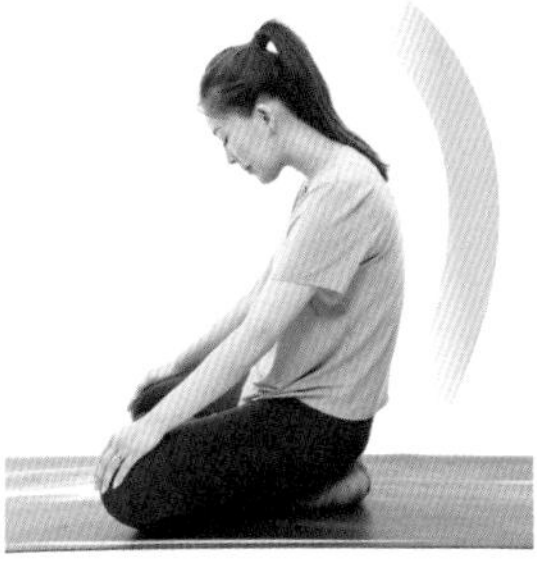

NG姿勢2

骨盤が寝てしまうと、猫背になってしまい、副交感神経が優位になる。

PREPARE / 4

座法2

椅子に座っても
OK。

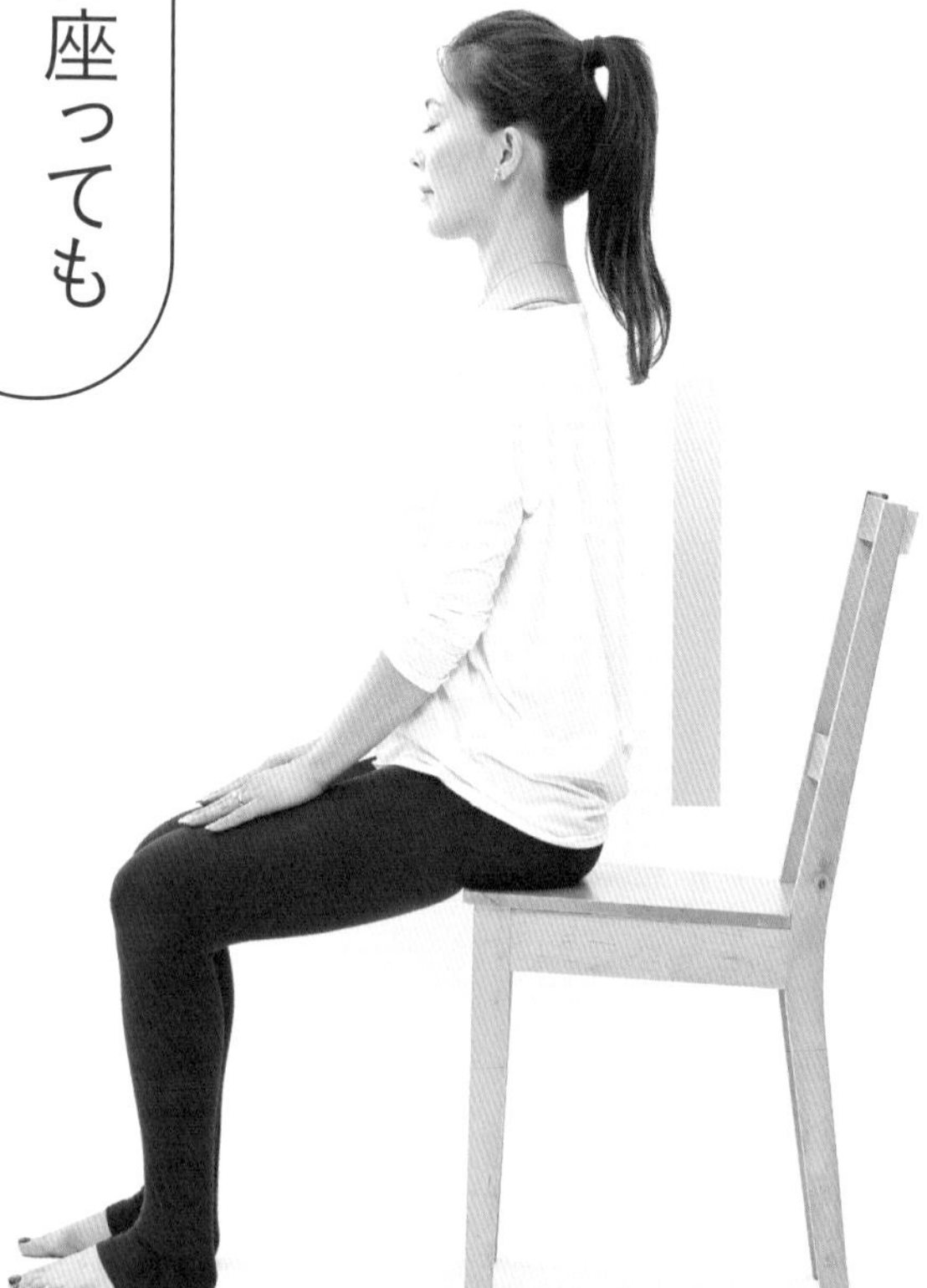

椅子に座る場合は、座面に浅く腰掛ける。背中が床に対して垂直になるよう気をつけましょう。

両手をももに置き、足は腰幅に開きます。足の裏がすべて地面に密着している状態で、親指と小指の付け根、かかとの3点を均等に床に置く意識で。

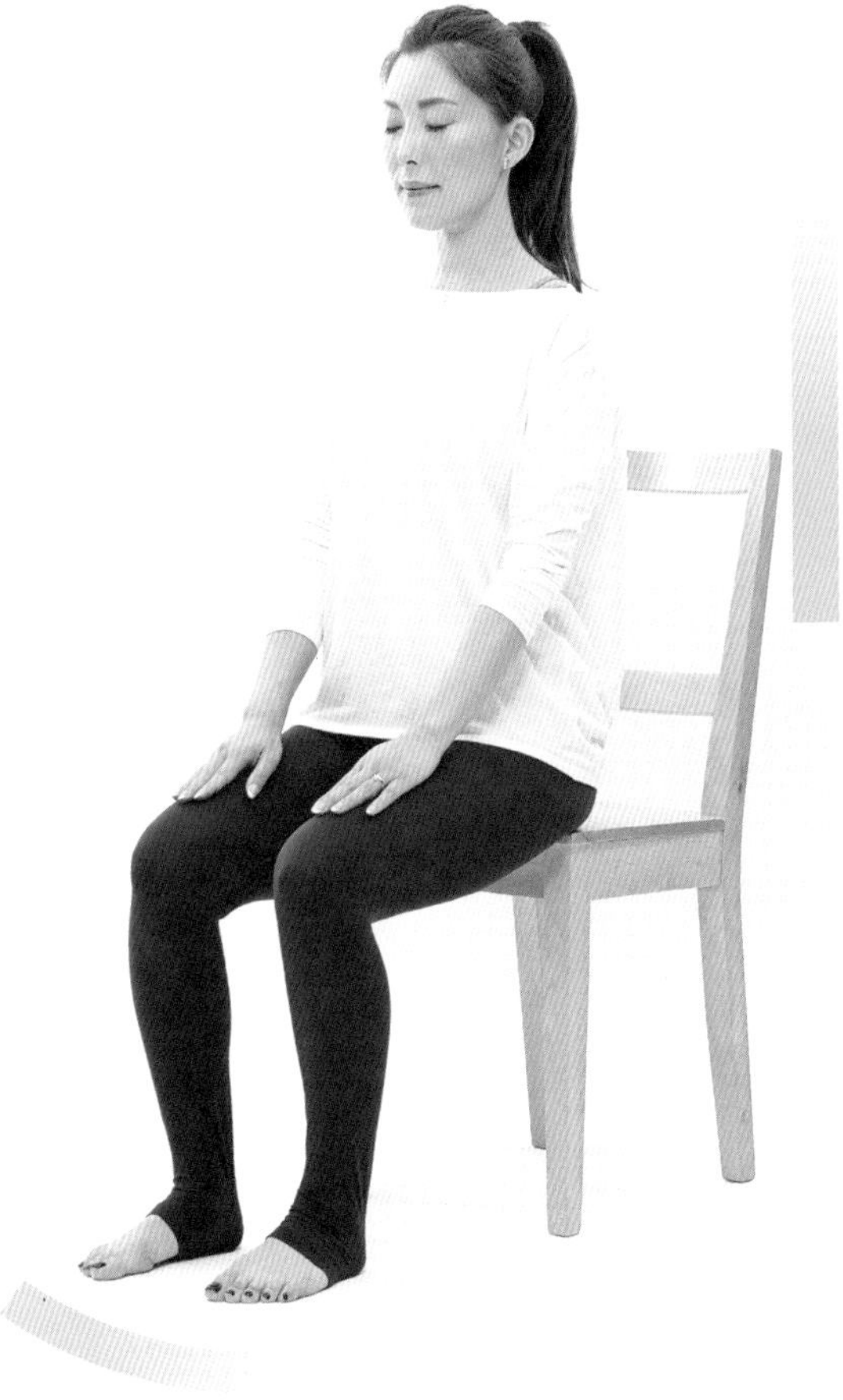

手の形は
主に4パターン

PREPARE 5

手の形は、その時の心の状態（目的）に合わせて決めましょう。
そして手はももや膝の上に乗せる。自分が心地よく、楽と感じる場所で。

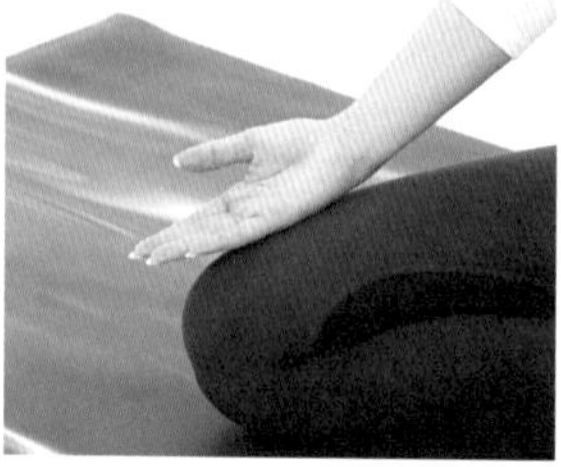

エネルギーを取り入れる

手のひらを上向き

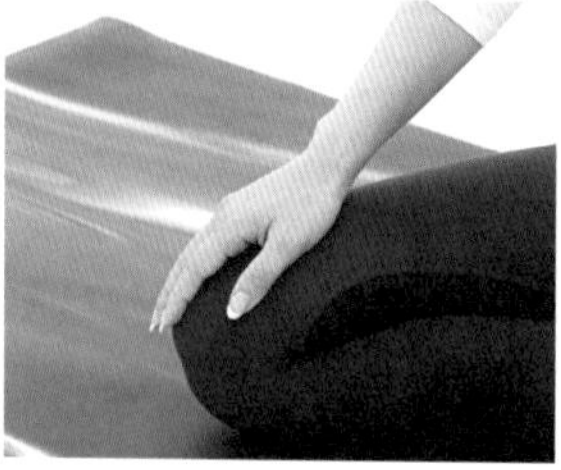

心を落ち着かせる

手のひらを下向き

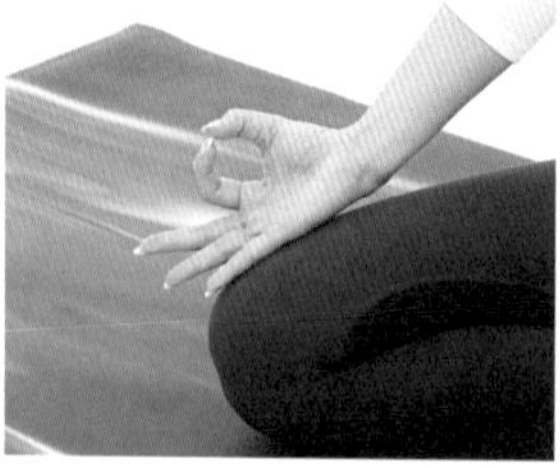

今の状態を留める

チンムドラ

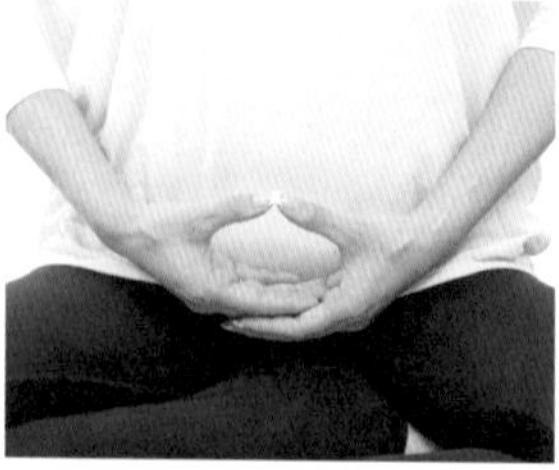

心身の統合

マンダラムドラ

効果を高めるものたち

PREPARE 6

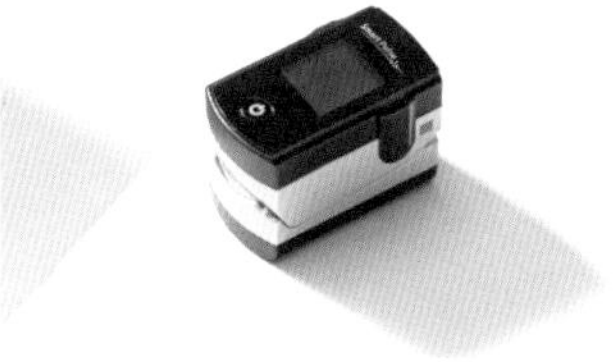

SmartPulse

たった1分、指先に挟むだけで、ストレスの度合いや血管状態、血液循環が測定できる、心療内科やペインクリニックなどで導入されている診断機器。健康状態が数値となって出てくるので、日々の身体と心の管理ができる。

問 ジョイパル TEL 0120-170-184

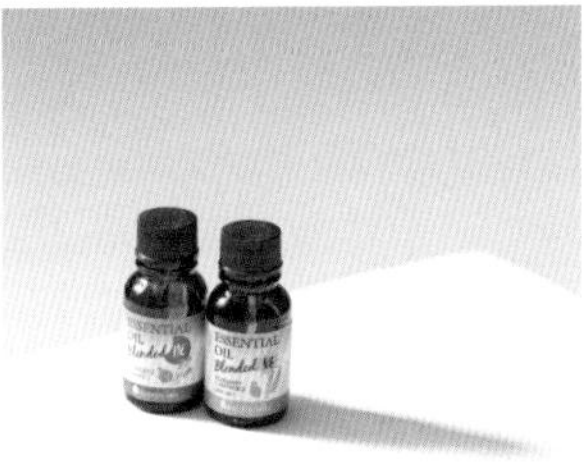

エッセンシャルオイル

香りは五感の中で唯一大脳に直接作用するもの。心地よくいい香りはメンタルにいち早く作用するので、メディテーションの際に好きな香りを部屋に焚くのもお勧めです。

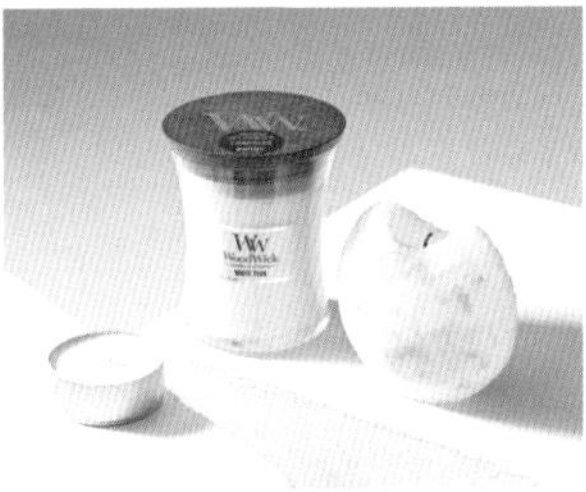

キャンドル

揺れる炎を見ながら行うキャンドル瞑想の際に使います。ろうそくは、手頃なものから好きな形やデザイン、香りのものまで、いろいろと試してみてはいかがでしょう。

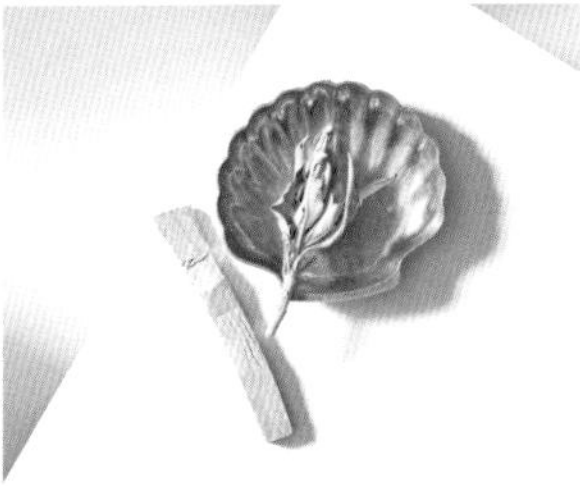

左・パロサント(香木)
右・ホワイトセージ

スペイン語で“聖なる木”の意味のパロサントとホワイトセージは、どちらも火をつけて焚くことで邪気を払い、空気を浄化します。部屋の上下や四隅などに煙を行き渡らせ浄化を。

20代男性アスリートが まゆこ先生のセッションを受けたら…

ストレス情報

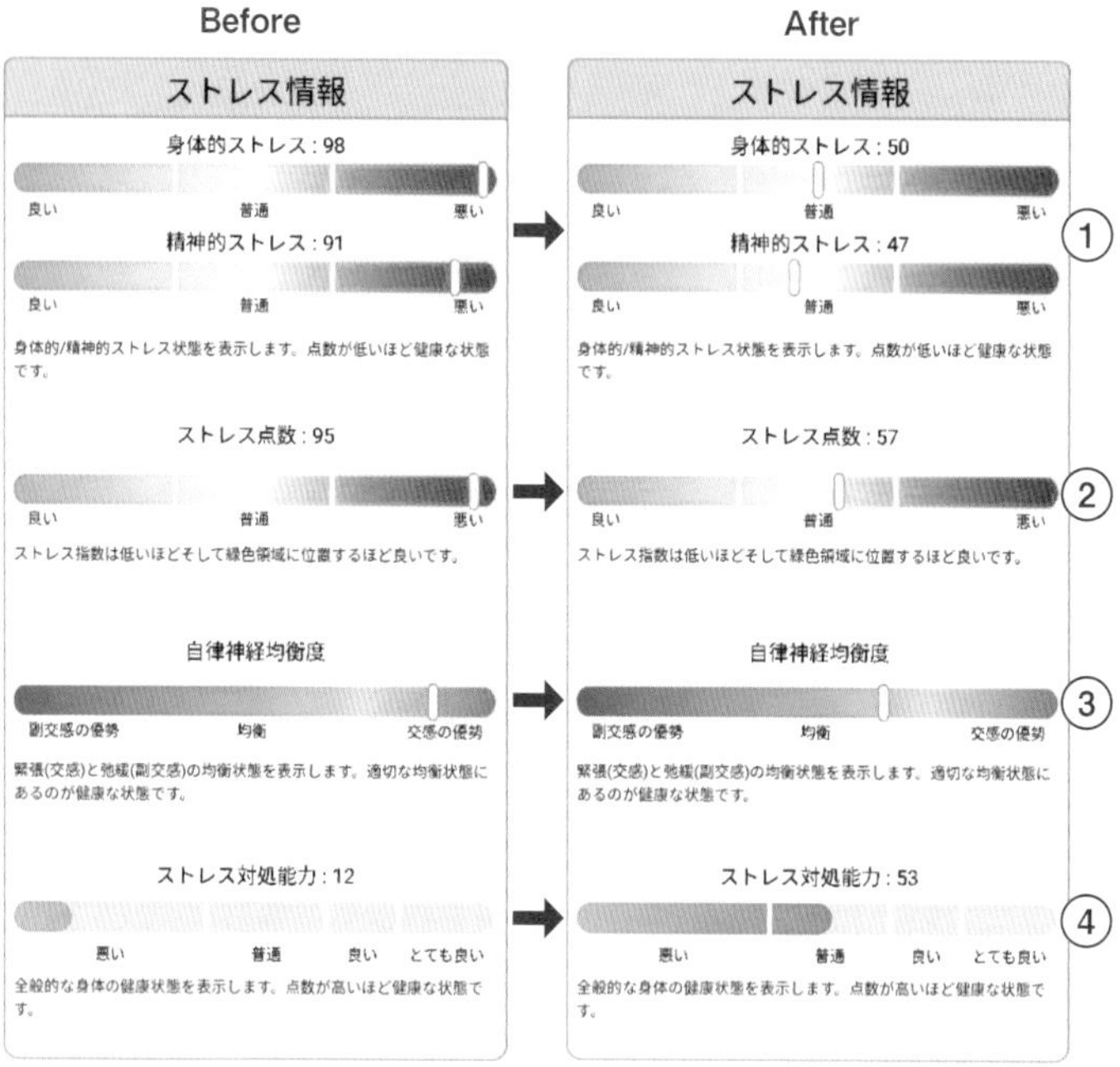

① 身体的ストレスはほぼマックスに近く、精神的にも追い込まているのがBeforeの数値でよくわかる。Afterでほぼ半減！　心拍数も測れるのだが、1分あたりの平均95回から82回に改善。

② セッション前は相当な過緊張、過集中なことがわかる。総合的なストレス点数も半減している。

③ 副交感神経と交感神経のバランスも改善されている。副交感神経がONになり、バランスが良くなるとゾーンに入りやすい状態になる。回数を重ねていくとより安定した数値になっていく。

④ ストレス点数が高いということは、つまりストレスへの対処能力に改善の余地がある。まゆこ先生とのセッションでひとりひとりの対処法、考え方が確立されていく。

20代男性プロアスリートが、まゆこ先生の初回セッションを受けた時の数値をP121に紹介している「SmartPulse」にて計測したグラフがこちらになる。主に「ストレス情報」と「血管健康情報」が計測可能だ。たった1回のセッションでここまで数値が変化するという驚きの結果が出ている。

血管健康情報

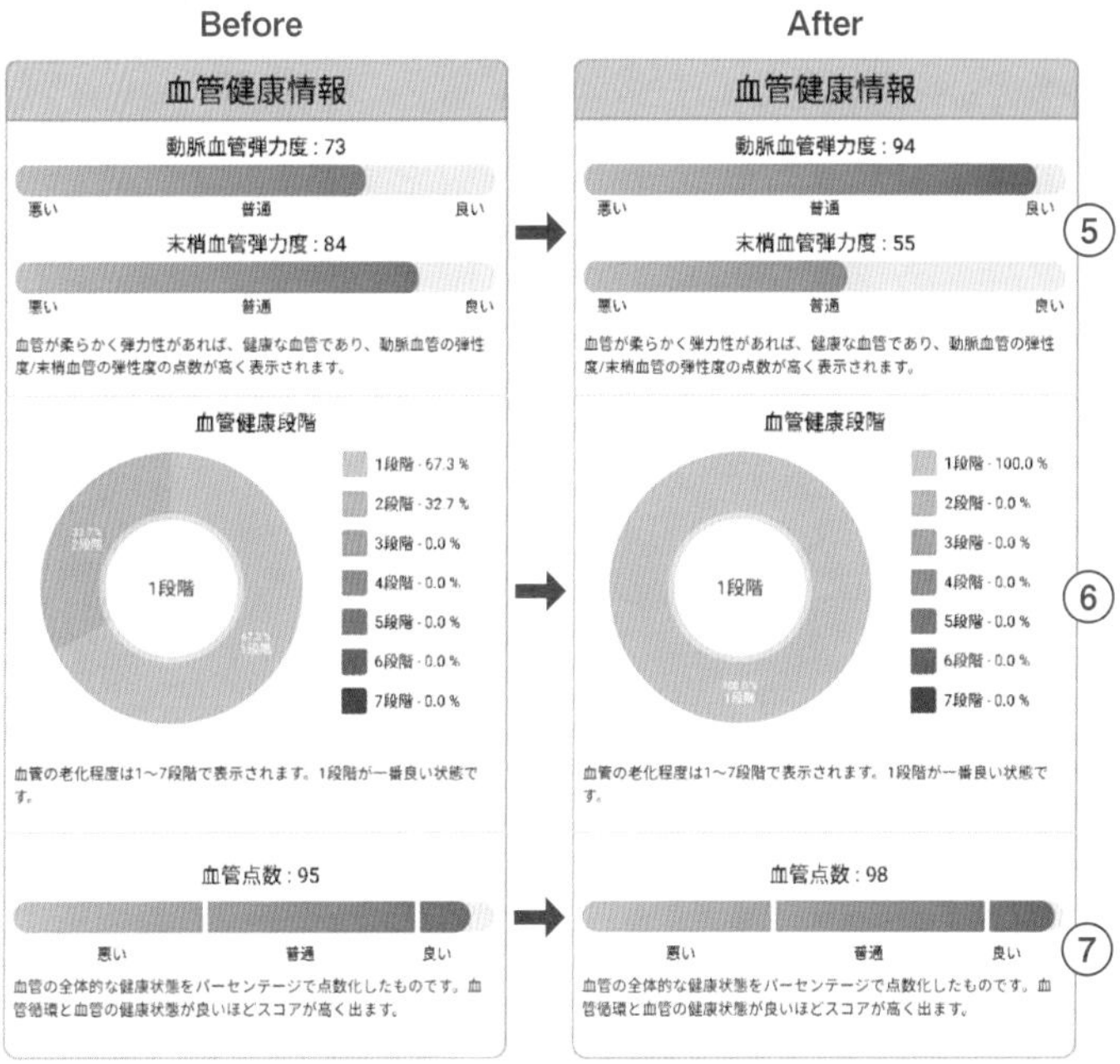

⑤ アスリートなので血管健康に関しては平均値以上をたたき出しているが、ストレスを軽減したことにより、より高い数値を計測している。ストレスは血液中のコレステロールや活性酸素の量を増やすので血管への影響があるのだ。

⑥ 老化を測る血管年齢は、Afterで100% 1段階という最もよい数値が出ている。年齢が若いということもあるが、Beforeの2段階が消えている。

⑦ 総合的な血管点数は申し分なしのハイスコア！

まゆこ先生が監修した、座布がリリース！

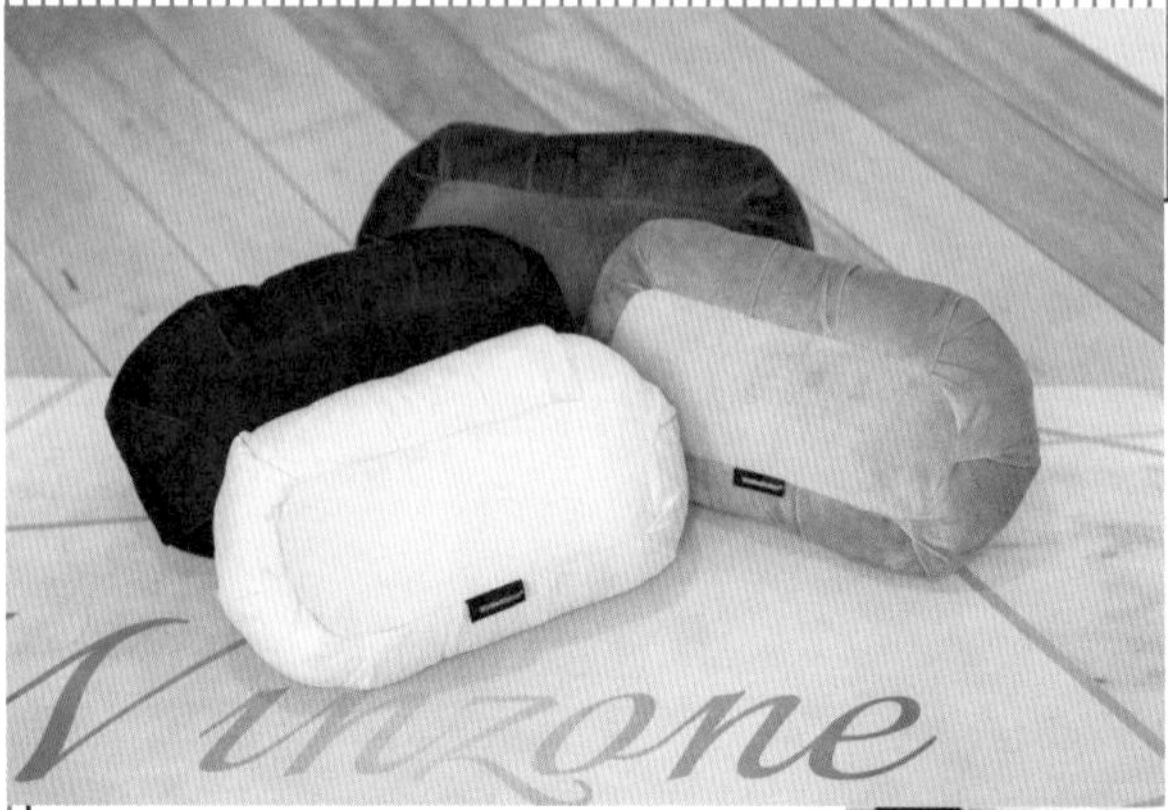

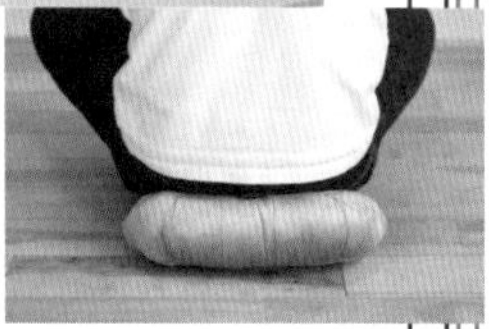

持ち運びに便利！

「メディテーションの講習を続けているなかで、意外と難しかったのが座布です。ちょうどいい大きさ、クッショニングの座布がなかなか見つからず、自分で作るしかない！ と作ることにしました。現在、色は4色ですがすこしずつ増やしていく予定です。カバーは洗えるようになっています。遠征や出張先にも携帯できる大きさで、メディテーションのみならず、腰や肩甲骨間に入れてストレッチにも使えます。新幹線や飛行機などでも重宝するはずです」。¥8,800（税込）winmeditation-store.com

Photo＝太田隆生

Chapter 5

WINメディテーション 実践編

WINメディテーションには、トータルで約100パターンの手法があります。本書ではその中から取り入れやすい24パターンを紹介しています。二次元コードを読み込めば、私の声のガイドが聞こえるので、目を閉じたままでも実践できます。

WINメディテーション 実践編

5分

Step 1
focus
集中法：自分に集中

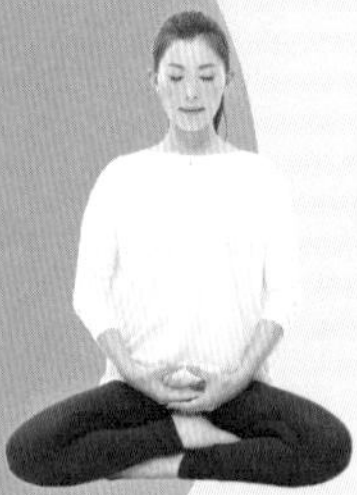

会社や他人、家族の言うことに囚われ、自分が保てない人ほど悩みを抱え、解決方法にたどり着きません。「今、ここ、自分」と自分に集中することで、悩みの根本原因が見えてきます。

5分

Step 2
adjustment
呼吸法：自律神経の調整

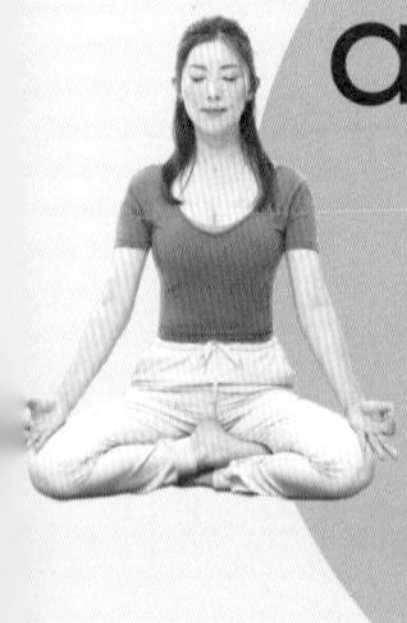

体調や自律神経が乱れていると、脳をトレーニングし、オーダーをかけるレベルに到達しません。まずは呼吸でアジャストメント（調整）を行いましょう。

本書ではより多くの一般の方々にとっての「WIN＝悩みの解決」「WIN＝自己実現」にフォーカスしています。まずStep 1（集中法）でとっちらかった思考をひとつにまとめ、Step 2（呼吸法）で乱れた自律神経を調整します。まず自分自身という土台を整えることが大事です。次にStep 3（イメージトレーニング）へと向かいます。なりたい自分を脳にオーダーし、脳の仕組みを変えていきます。整えて、自分の決めた未来に意識を上げることにより、解決に向かうことができるのです。いざ、実践です！

Step 3

5分

order

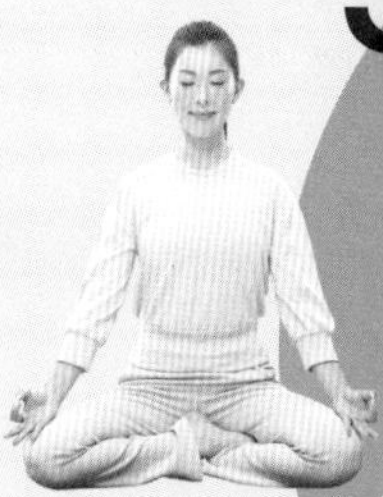

イメージトレーニング：脳に未来をオーダー

脳は自身が思った通りにしかなりません。ネガティブな考えやマイナス思考でいると、いつまで経ってもそこから抜け出せない。むしろ「オーダー！」と、自分はこうなりたい、ここに到達したいと指令を出すのです。そのためのいろいろな手法を学びましょう。

3セッションで合計15分

Step

1

focus

集中法：
自分に集中

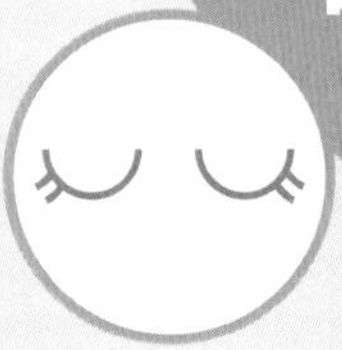

思考とは、過去の記憶やまだ来ていない未来への不安といった、今そこにないものに目を向けるクセがあります。それは脳にあるデフォルトモードネットワーク（通称ＤＭＮ）という、ぼーっとしている時ほど活性化する神経回路があるからなのです。だから瞑想などで意図的に「今」を感じるトレーニングをし、まずは「今」に何も問題はないと気づき、感じることが大切です。結果意識が過去や未来に振り回されず、脳の暴走が直り、体感として心が軽くなり、無用な悩みから解放されるのです。ここでご紹介するメソッドは、①楽に②快適に③がんばらないことが基本です。

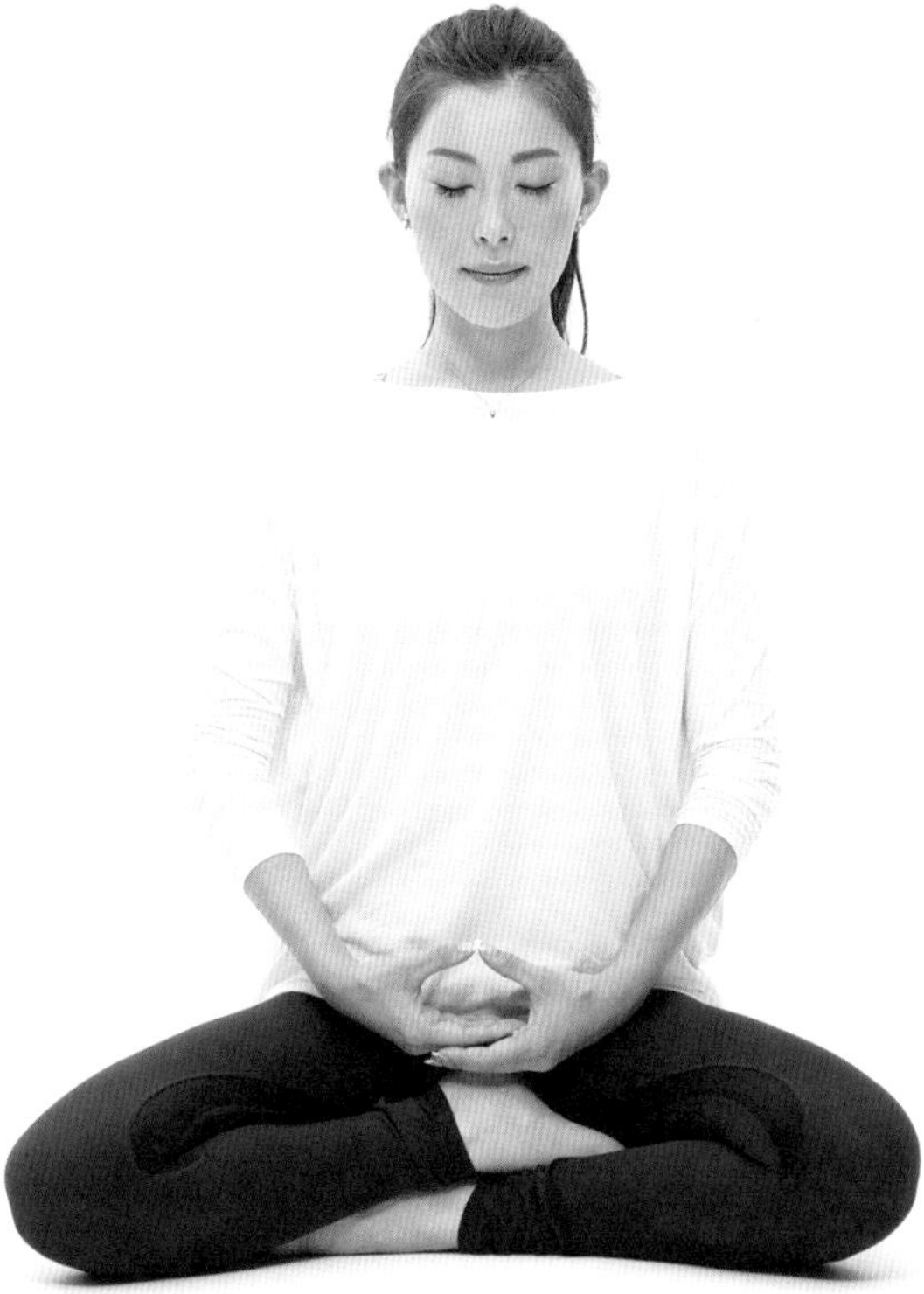

1

サマタ瞑想

主な効果

- 集中力向上
- 気持ちの安定
- ストレス解消

1. 息を吸っている時に吸っていると感じる。

2. 息を吐いている時に吐いていると感じる。

3. 意識がそれたら素早く気づき、
呼吸に意識を戻す。

音声ガイド
from まゆこ

focus 1

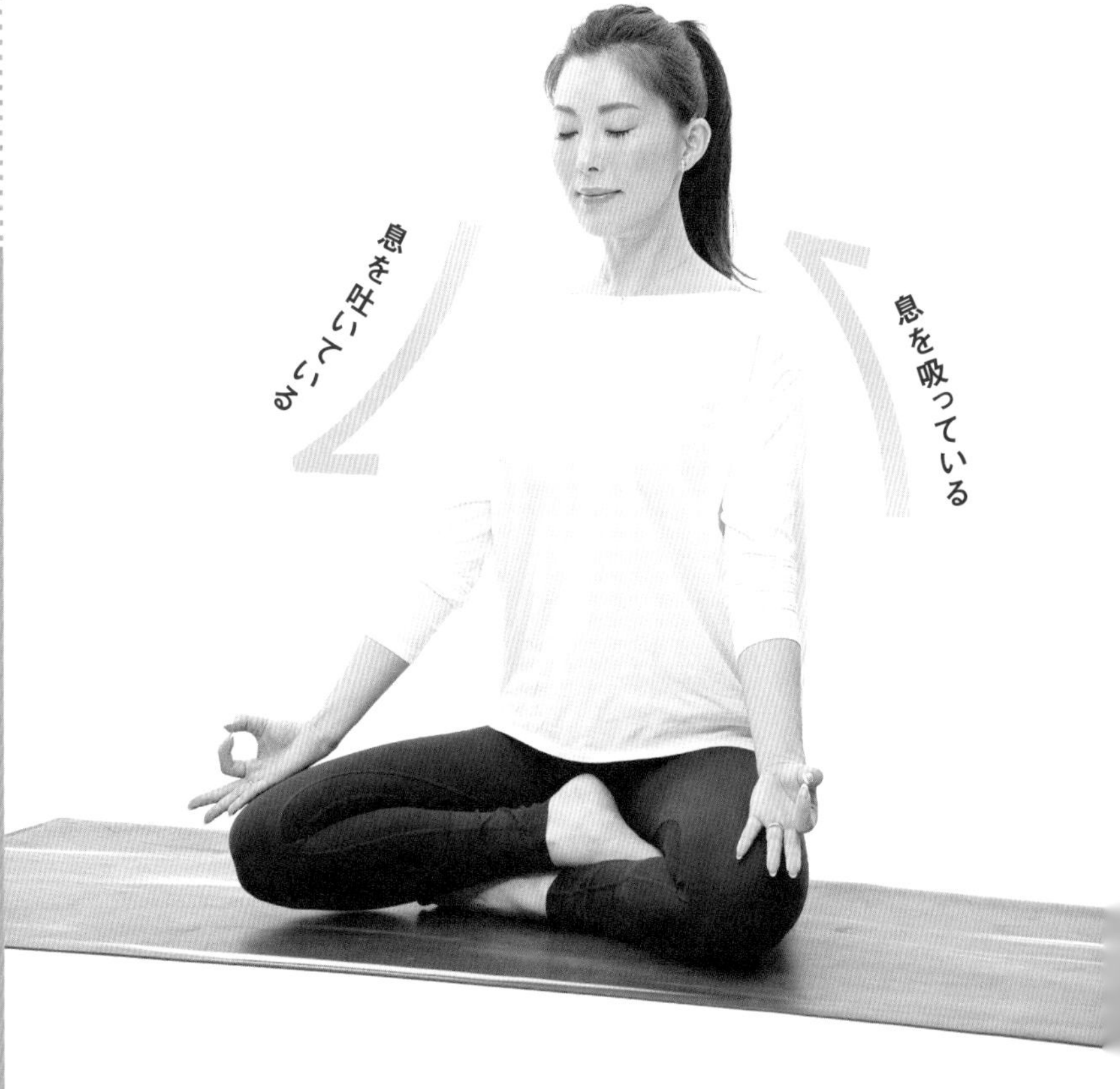

ひたすら呼吸に意識を向けましょう。

2 聞く瞑想

主な効果

- 集中力向上
- 記憶力向上
- ミスをなくす

1. 身体から遠く離れた音を聞く（部屋の外）。

2. 身体の近くの音を聞く（部屋の中）。

3. 身体の中の音を聞く
（臓器や骨、筋肉、血液など）。

音声ガイド
from まゆこ

focus 2

聞こえている音だけに
意識を向ける

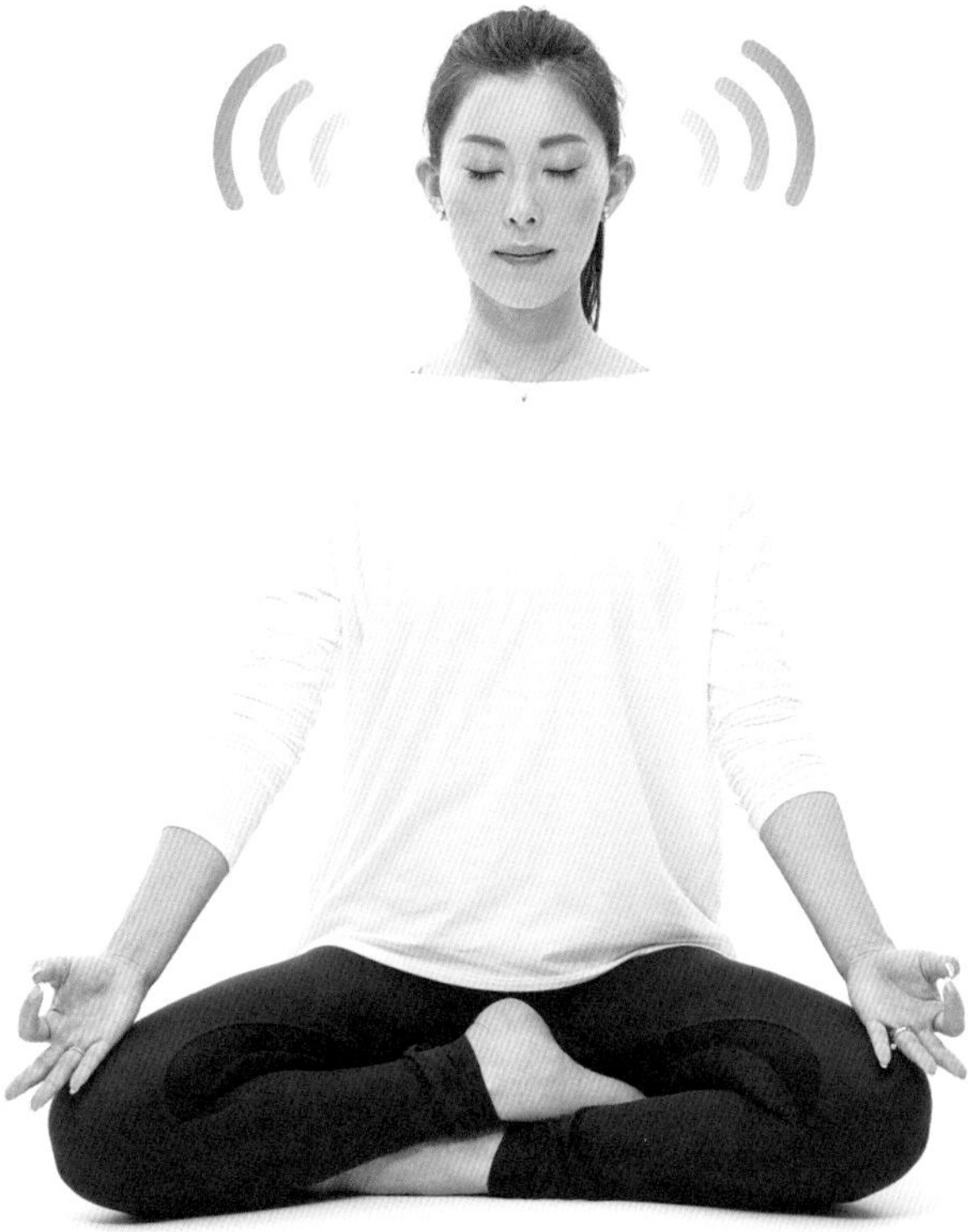

静かな部屋でも、無音の静寂の音を感じ取ってみましょう。音の長さ、高さ、重なりもキャッチしてみてください。

3 キャンドル瞑想

主な効果

- 集中力向上
- 気持ちの安定
- ストレス解消

1. ろうそくに火を灯す。

2. 背筋を伸ばし、無理のない姿勢で座る。

3. 揺れる炎をぼーっと見つめる
（無理はせず、半眼で）。

4. 炎の揺れを見ながら、自然な呼吸を続ける。

音声ガイド
from まゆこ

focus 3

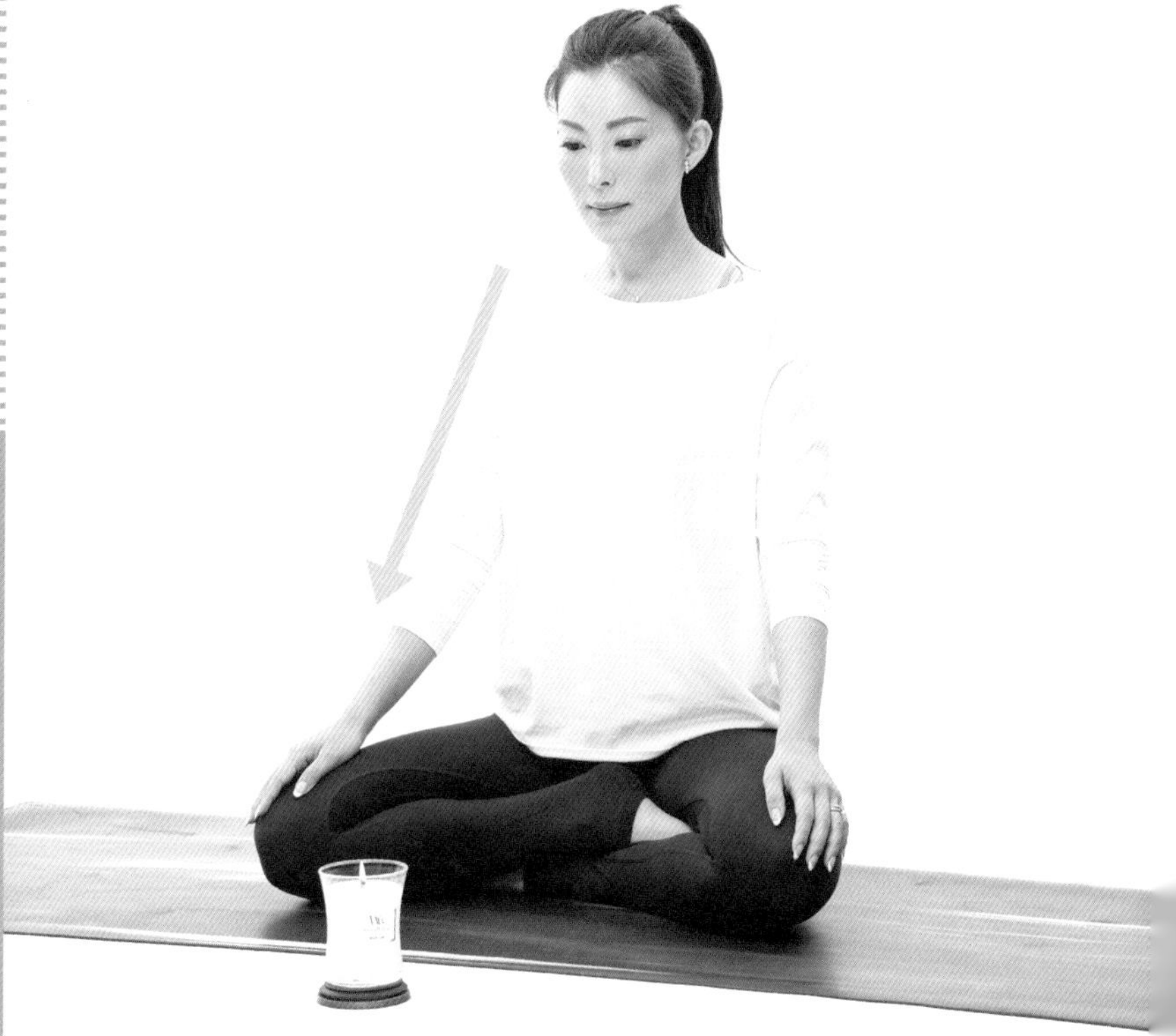

できれば斜め45度下の位置にキャンドルを置き、
目は半眼の状態で揺れる炎を見つめてください。

4 ボディスキャン

主な効果

- 集中力向上
- リラックス
- 緊張緩和

1. 足先から頭頂部に向かって順番に、身体の一部をひとつひとつ意識に上げていく。

2. 意識に上がったら、その部分が沈んでいくのを感じる。

※緊張が強い場合は筋弛緩法（部位ごとに力を入れて息を吐きながら力を抜く）を行う。

音声ガイド
from まゆこ

focus 4

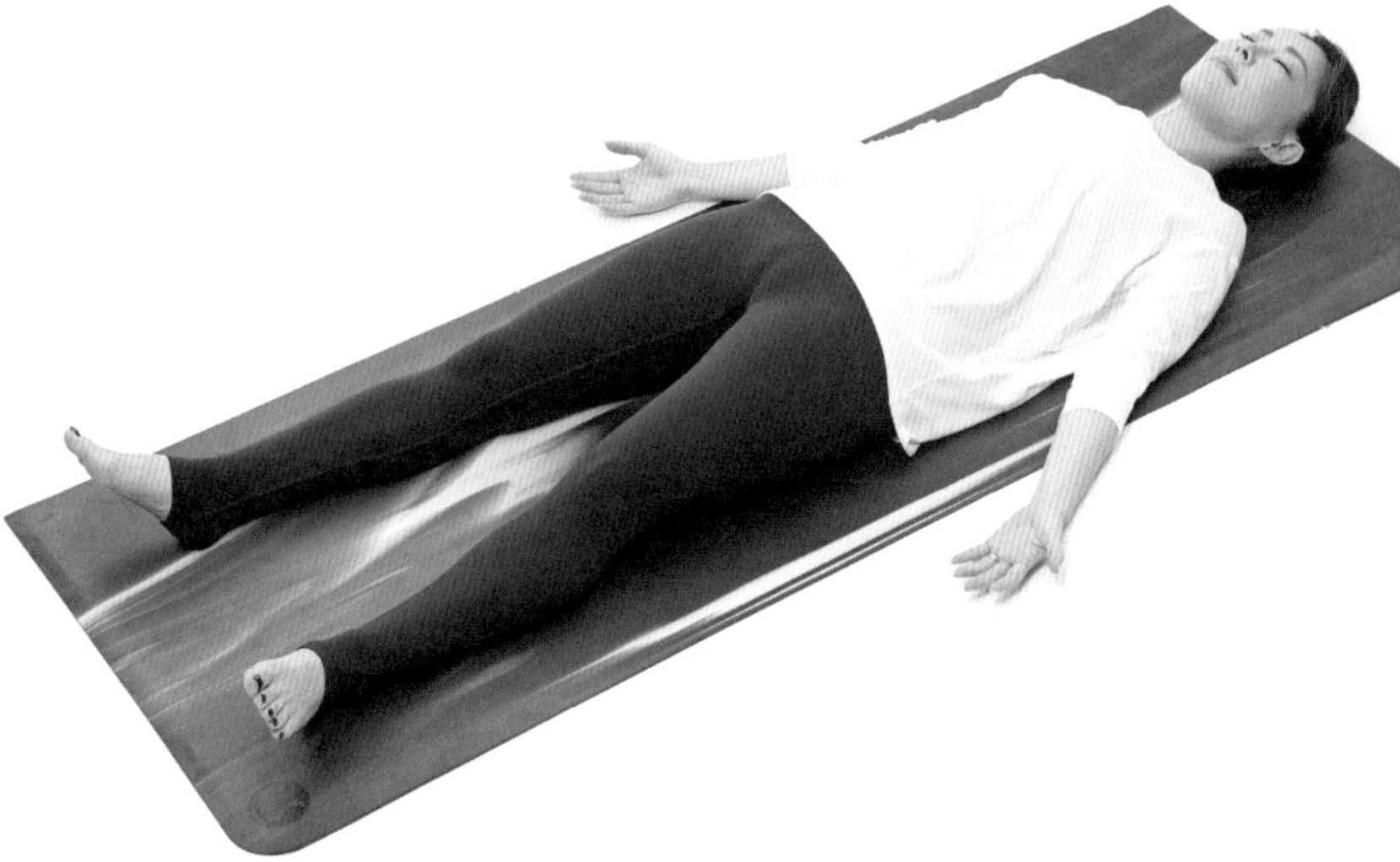

寝る前に、ベッドや布団の上でやってみましょう。

5 白毫《びゃくごう》瞑想

主な効果

- 集中力向上
- 記憶力向上
- 気持ちの安定
- 緊張緩和

1. 写真のように眉間に指先を当て、
意識を集める。

2. 首と頭の境目の凹んだ部分に
もう片方の手の指先を当て、眉間から後頭部に
光の管が通っているように意識を集める。

音声ガイド
from まゆこ

focus 5

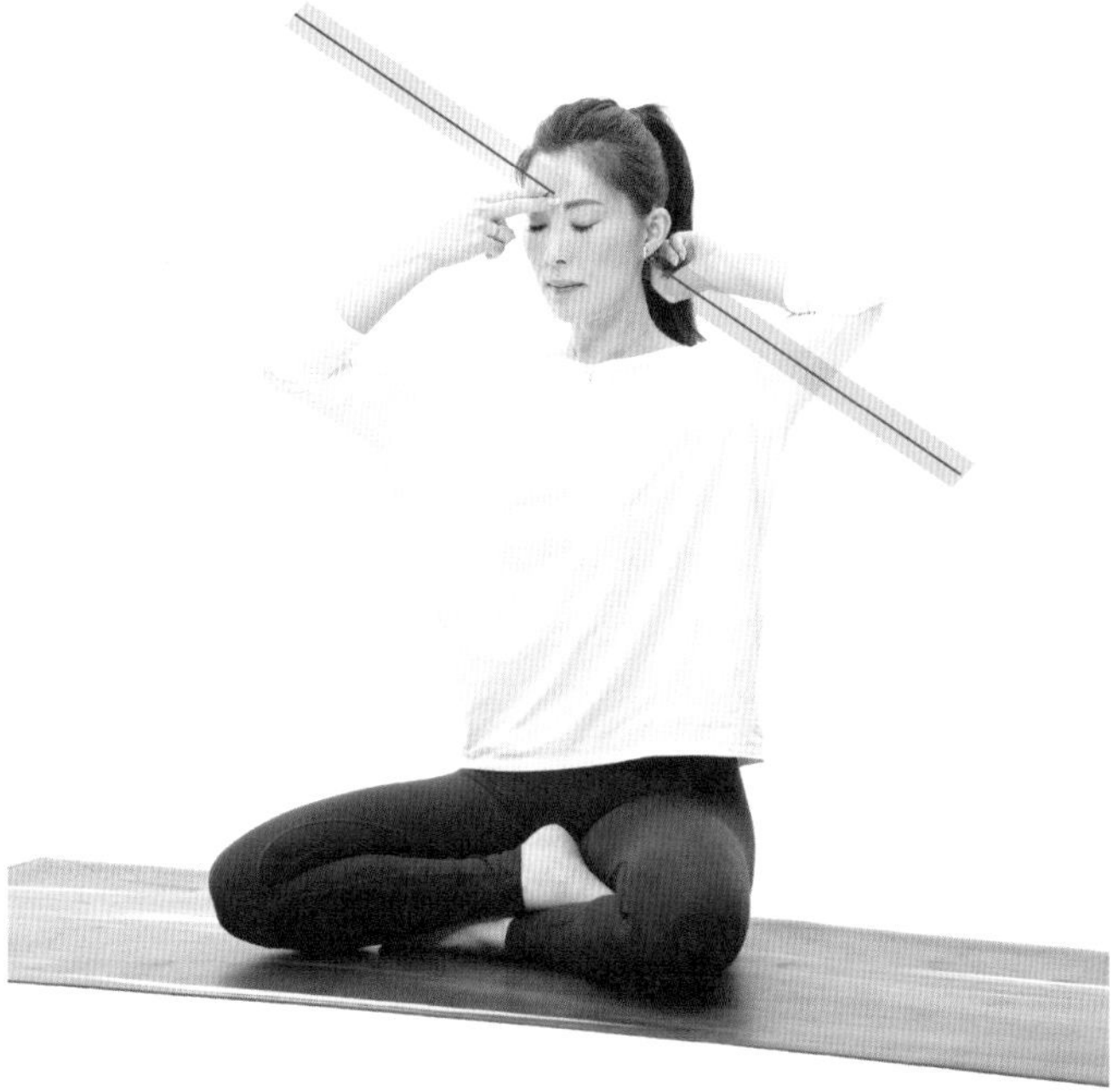

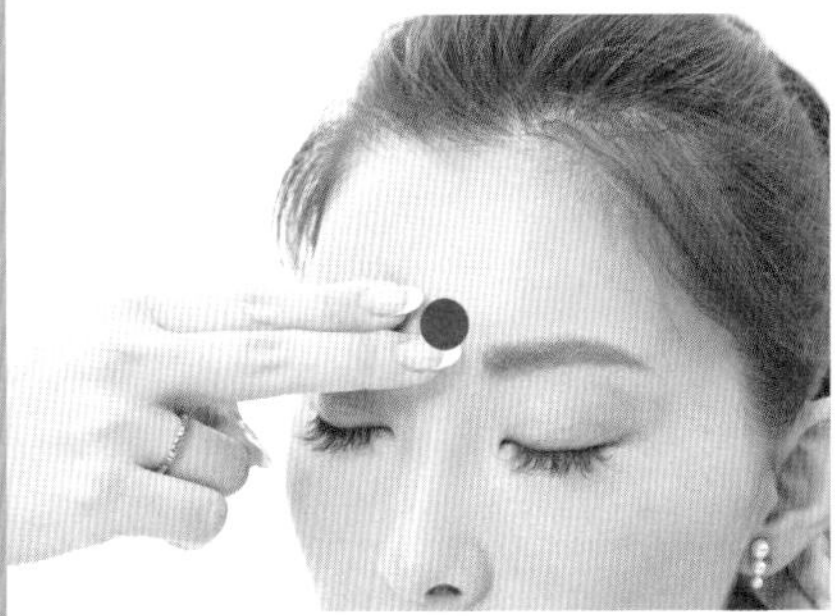

白毫のツボは眉間の中央より約1cm上ぐらいの位置です。A10神経という快楽を感じさせる神経を刺激します。

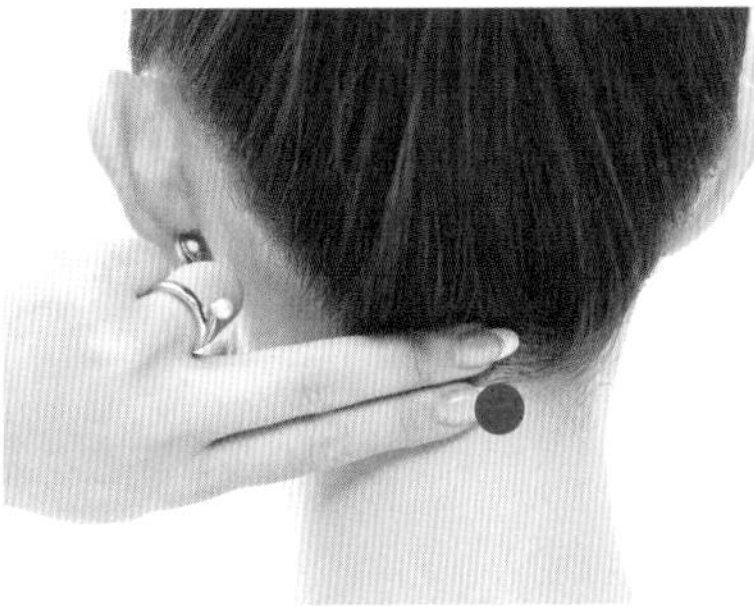

盆の窪といって自律神経のバランスを司るツボです。

6 ムービング瞑想

主な効果

- 自己効力感の向上
- 不安解消
- 気持ちの安定
- ストレス解消

音声ガイド
from まゆこ

1. 「右手を閉じる」と
心の中で言いながら右手を閉じる。

2. 「右手を開く」と心の中で言いながら右手を開く。

3. 「左手を閉じる」と心の中で言いながら左手を閉じる。

4. 「左手を開く」と心の中で言いながら左手を開く。

5. 「下を向く（顎を引く）」と心の中で言いながら
下を向く（顎を引く）。

6. 「上を向く（顎を上げる）」と心の中で言いながら
上を向く（顎を上げる）。※ここまで音源あり

その先はあまり秒数に拘らず、
心の中で動きを先に言う→動作を繰り返してみましょう。

7. ・「両手を上げる」と心の中で言いながら、両手を上げる。
「両手を下げる」と心の中で言いながら、両手を下げる。

8. ・「右手を上げる」と心の中で言いながら、右手を上げる。
「右手を下げる」と心の中で言いながら、右手を下げる。など。

7.

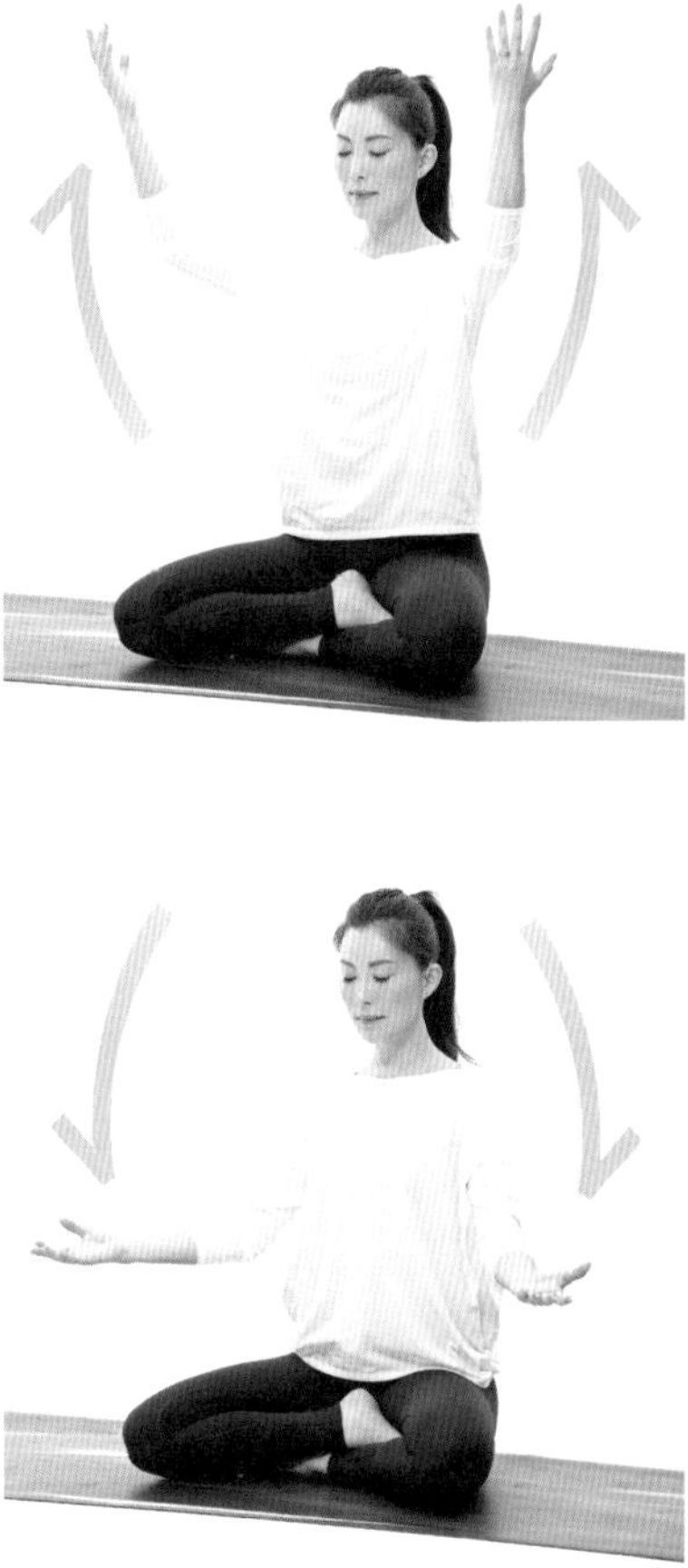

8.

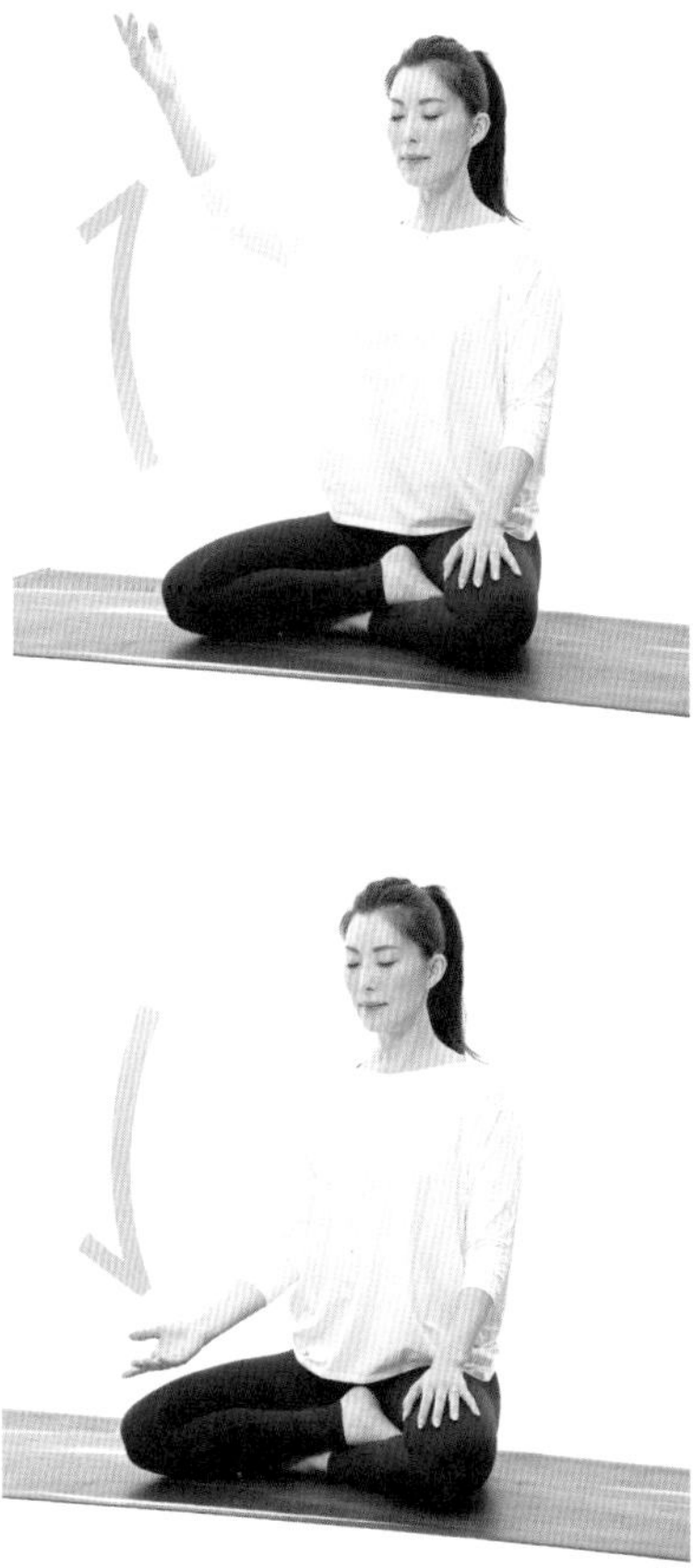

「思ってから動かす」、それを繰り返し、思い通りになっていると感じるのが、この瞑想の目的です。動きは写真通りでなく、右足を上げるとか、身体をひねるなどでも。思考が先行し、動作が追いかける。この感覚を身につけることが大切です。

7 OUM瞑想

主な効果

- リラックス
- ストレス解消
- 集中力向上
- 気持ちの安定
- 自律神経を整える

1. 口を開けてオーと息を吐く。

2. そのままウーに移り、最後にンーと口を閉じる。

3. 声の振動で身体が暖かくなるのを感じる（10秒ぐらい）。

※バリエーションとして、大きな音、小さな音、心の中の音と変化させ、静寂を聞く。

O《オー》 U《ウー》 M《ムー》

口を開けることは始まりを示し、口を閉じることは終わりを示します。すべての物事には始まりと終わりがあるということを感じながら行いましょう。

音声ガイド
from まゆこ

8 歩く瞑想

主な効果

- ストレス解消
- 不安解消
- 集中力向上
- リラックス

1. 歩きながら、地面に触れている足裏の感覚や肌に触れる空気の感覚を意識する。

2. 目に飛び込んで来たものをそのまま唱える（意味付けやジャッジをしない）。

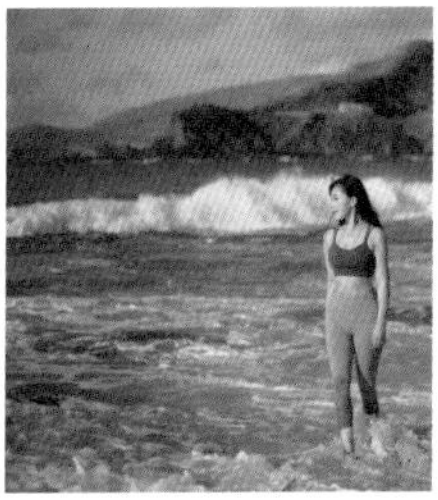

感覚がどのように発生し、変化し、
推移し、消滅したか、
余韻はどうだったかを観察する。

Step 2 adjustment

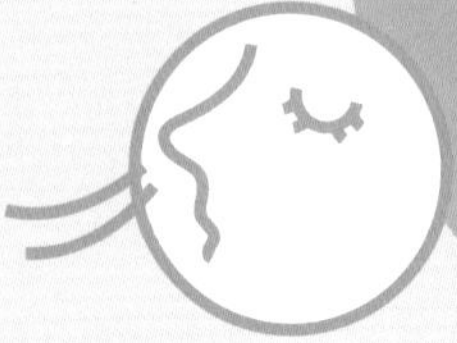

呼吸法：自律神経の調整

自律神経には交感神経と副交感神経の2種類があります。健康な人は、昼間交感神経が優位になり、夜副交感神経が優位になるという、双方の入れ替わりでバランスを保っています。一方で自律神経失調症は、朝も夜も交感神経がＯＮ、もしくは朝も夜も副交感神経がＯＮのままになってしまう症状。これは一見安定しているように見えますが、どちらかが優位のままでは、精神が保ちません。実際は上がったり下がったりを繰り返すことでバランスを保っているので、調整しなければなりません。

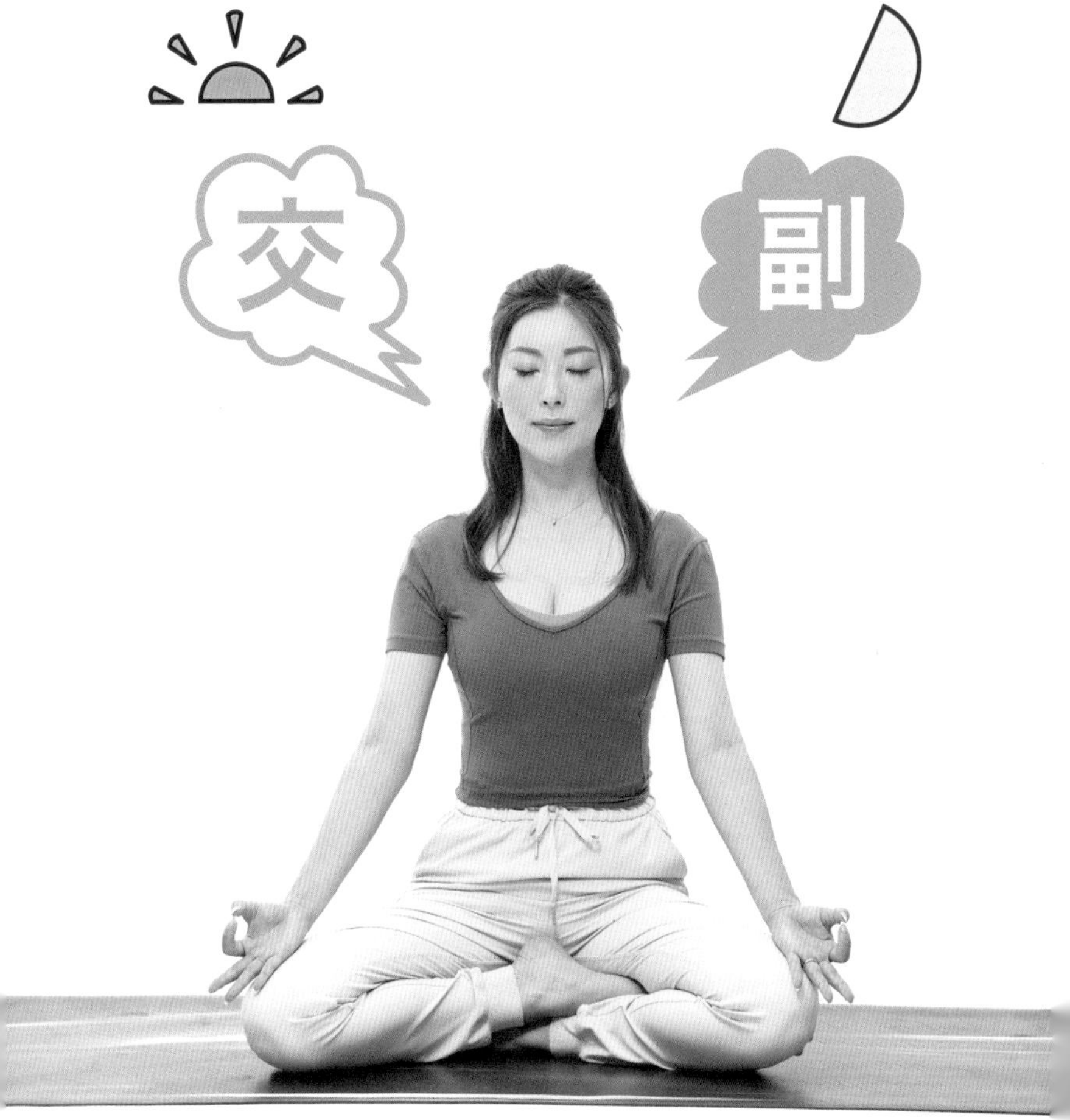

副 ※副交感神経　交 ※交感神経

9 WINブリージング

副

主な効果

- リラックス
- 睡眠導入
- 免疫力向上

1. 鼻から8秒かけて息を吐く。

2. 鼻から4秒かけて息を吸う。

3. 8秒息を止める。

音声ガイド
from まゆこ

adjustment 9

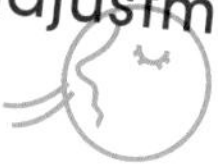

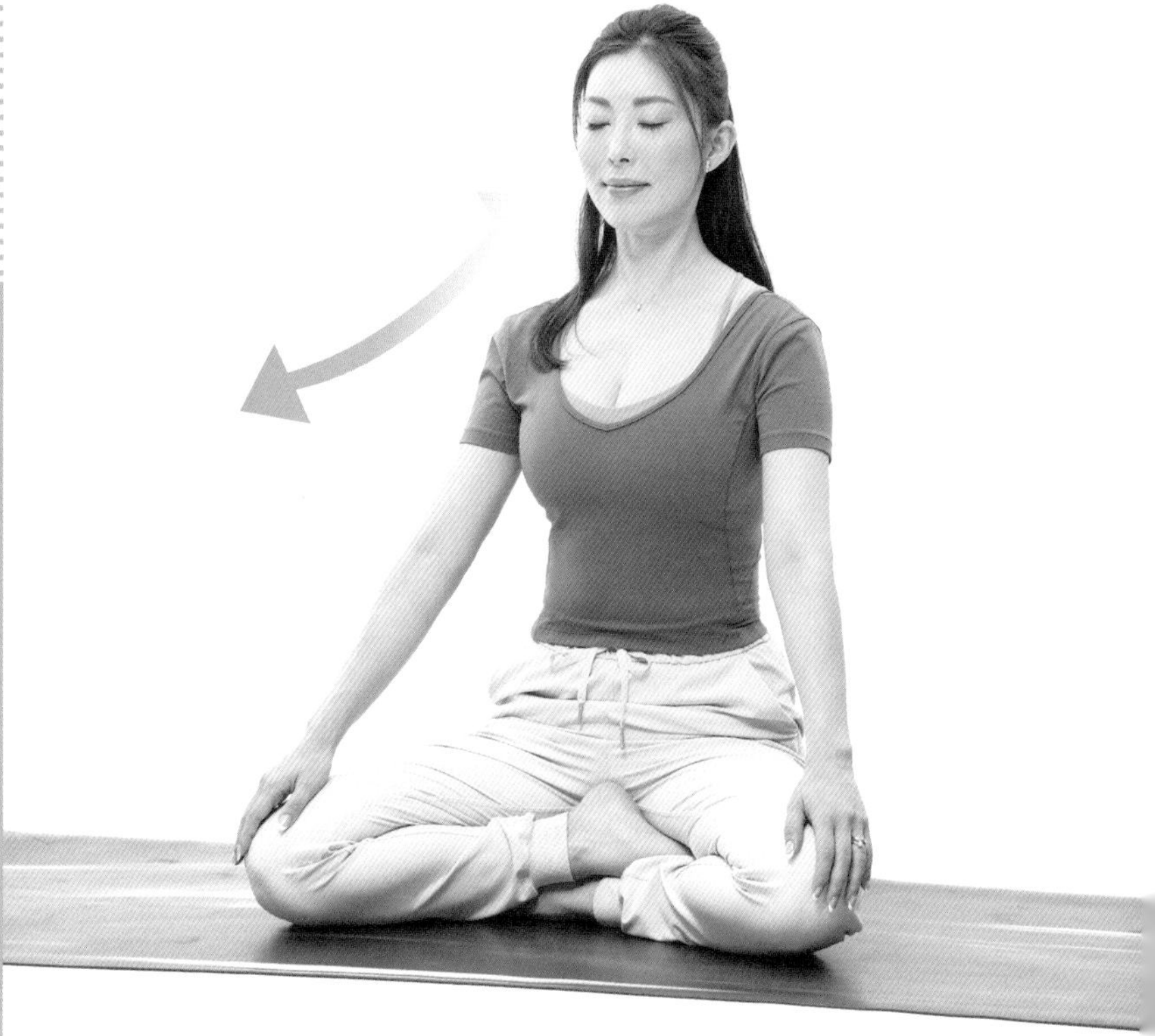

8秒→4秒→8秒の間隔は呼吸の深さによって個人差があるので、厳密でなくてもOK。自分の心地よいペースで行いましょう。

10 火の呼吸

交

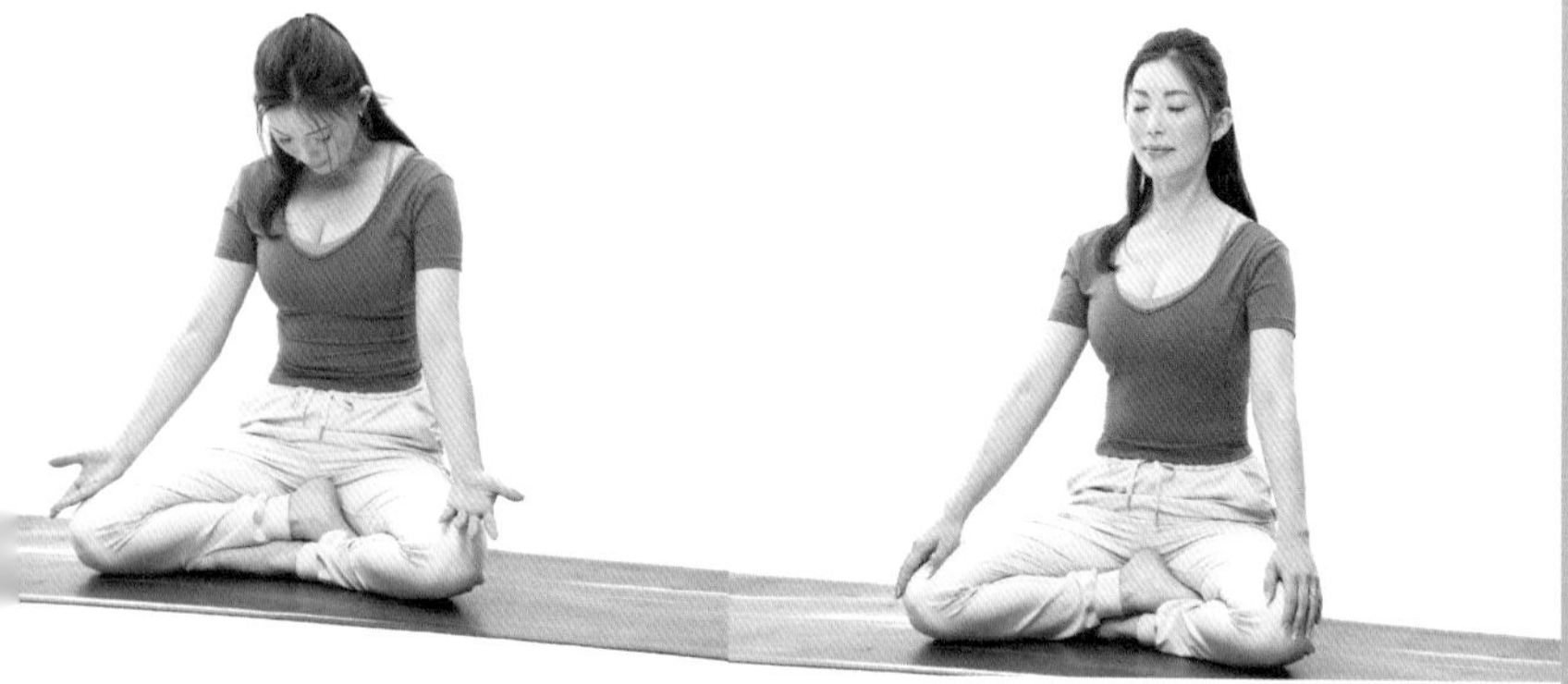

1. だいたい1秒に1回のペースで、鼻から強く息を吐く。30秒間これを繰り返す。

2. 顎を引き、10秒息を止める。

音声ガイド
from まゆこ

adjustment 10

主な効果

- エネルギー活性化
- 気持ちの安定
- ストレス解消

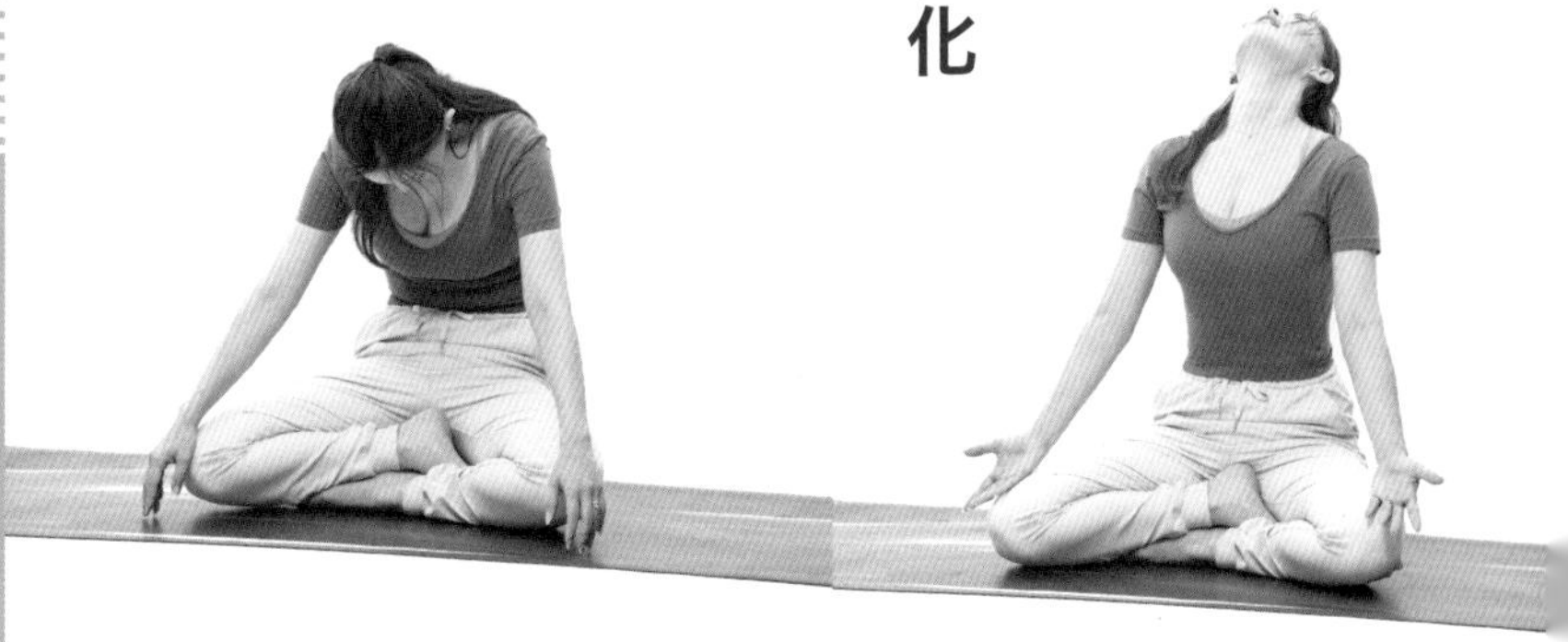

3. 口から息を吸いながら、口を大きく開けて上を向く。

4. 口から息を吐きながら上半身脱力する。

自分の呼吸で内臓をマッサージするような感覚で。
食後30分や妊娠中の方はこの呼吸法は控えましょう。

※スピードはコンディションに合わせて変更しても良い。

11 片鼻呼吸

副 交

主な効果

- メンタルの安定
- 免疫力向上
- 自律神経のバランス調整

1. 右手の人差し指と中指を立てて、
薬指と小指を曲げる。

2. 人差し指と中指を
白毫《びゃくごう》（眉間の少し上）に当てる。

3. 親指で右の鼻を押さえて左から息を吸い、
左から吐く。

4. 両方止める（親指と薬指を使う）。

5. 親指を解放し、薬指で左の鼻を押さえたまま右から吸い、
右から吐く。

6. 両方止める（親指と薬指を使う）。

7. 片鼻ずつ吸う吐くを交互に繰り返す。

音声ガイド
from まゆこ

adjustment 11

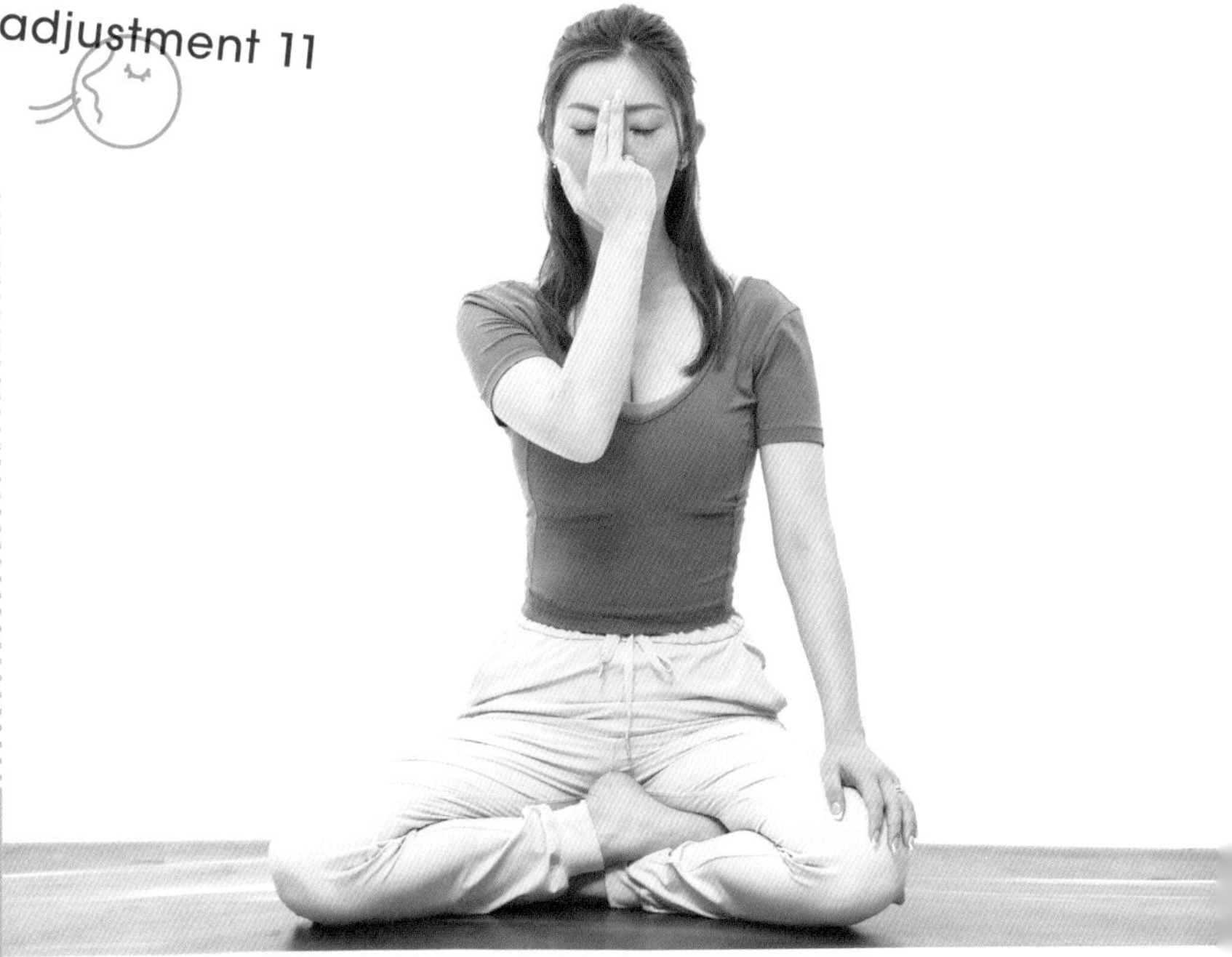

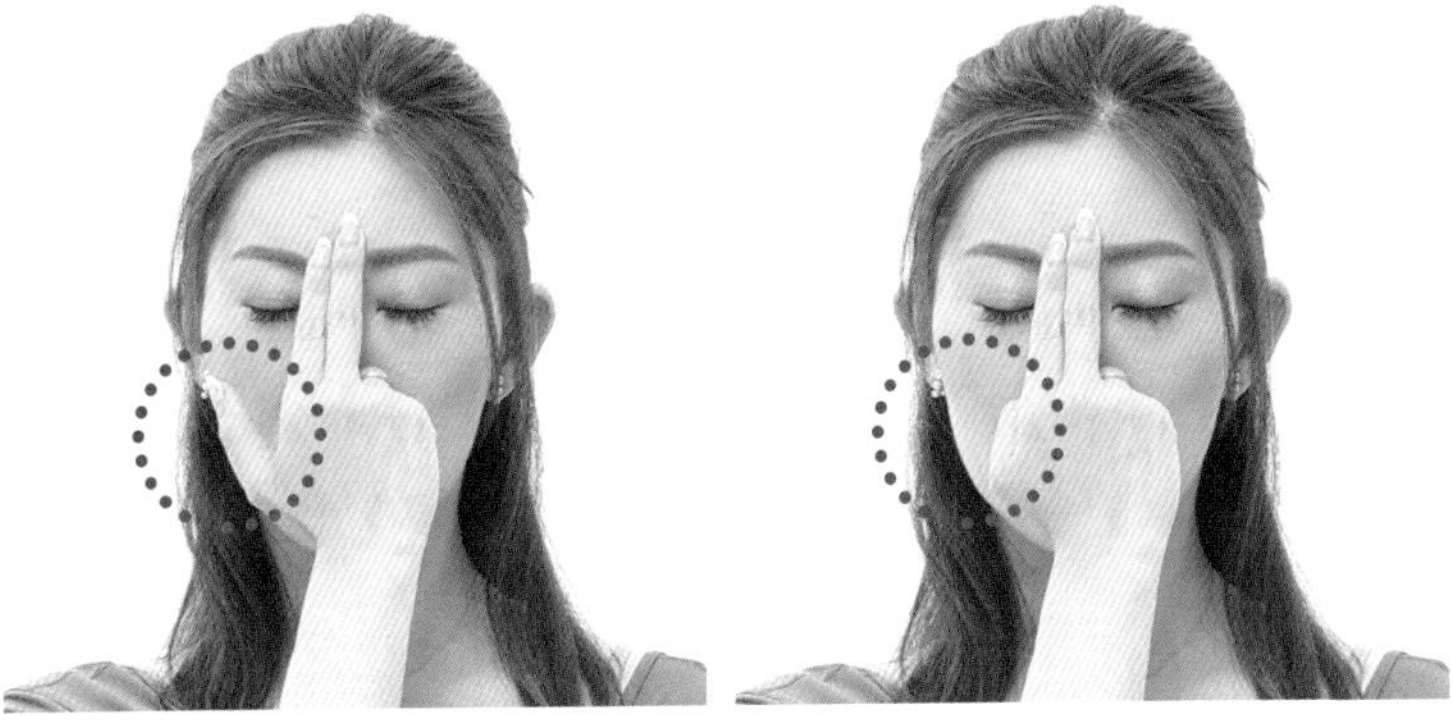

身体の右半身は交感神経、左半身が副交感神経に通じています。片鼻呼吸をした際、吸いやすい方の交感神経が優位になっています。自分の今の状態をいつでもセルフチェックできるので、どちらが優位か知っておきましょう。また鼻を押さえる指は楽な方法でもOK。人差し指で片鼻を押さえても問題なしです。

12 クロコダイル呼吸

副

主な効果

- 呼吸を楽にする
- リラックス

1. うつぶせになり、お尻・足先を
リラックスさせ、胸とお腹を床に固定する。

2. 両手はおでこの下に重ね、
顔は左右どちらか好きな方へ倒す。

3. 吸う息で背中に呼吸が広がるのを感じる。

4. 吐く息で背中の力が抜けていくのを感じる。

音声ガイド
from まゆこ

adjustment 12

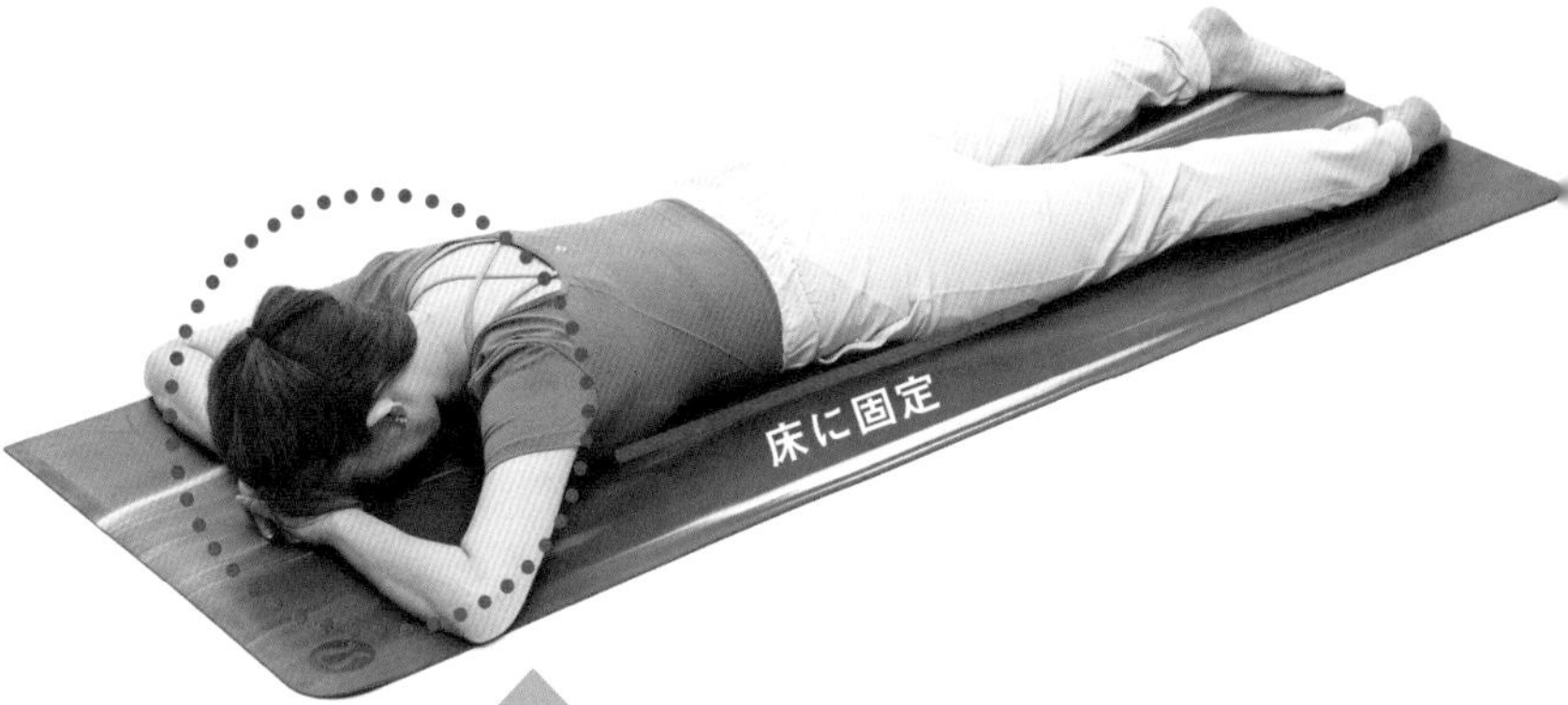

顔はうつぶせでも横向きでもOK

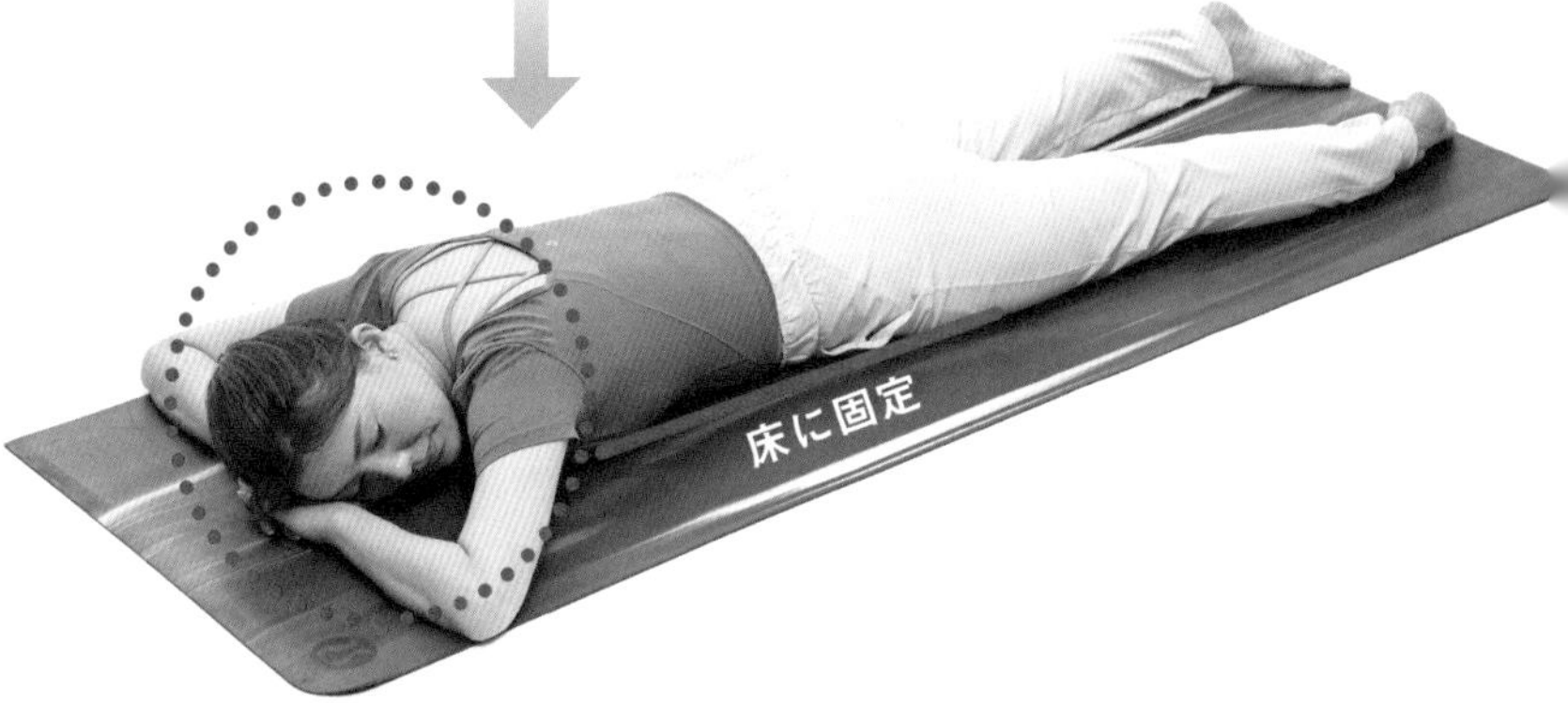

胸とお腹が床に固定されていることによって、
息を吸うと自然と背中側が膨らみます。

13 丹田ブリージング

副

主な効果

- 気持ちの安定
- 集中力向上
- 緊張や興奮を鎮める

1. おへそから指3本分下の丹田に意識を集中させる。

2. 自然な呼吸を繰り返しながら、丹田にエネルギーが集まるのを感じる。

3. 重心が下に降りていくのを感じる。

音声ガイド
from まゆこ

adjustment 13

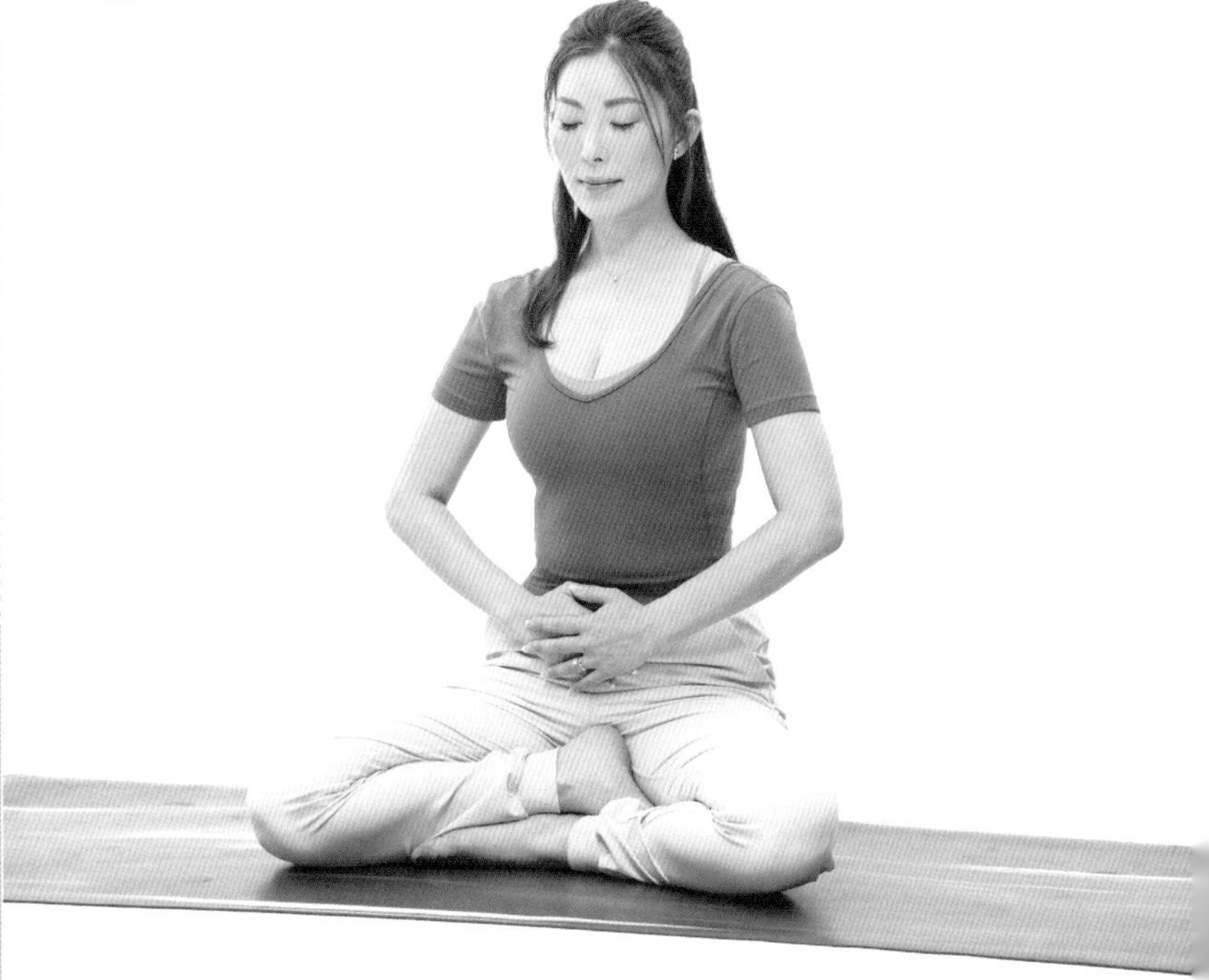

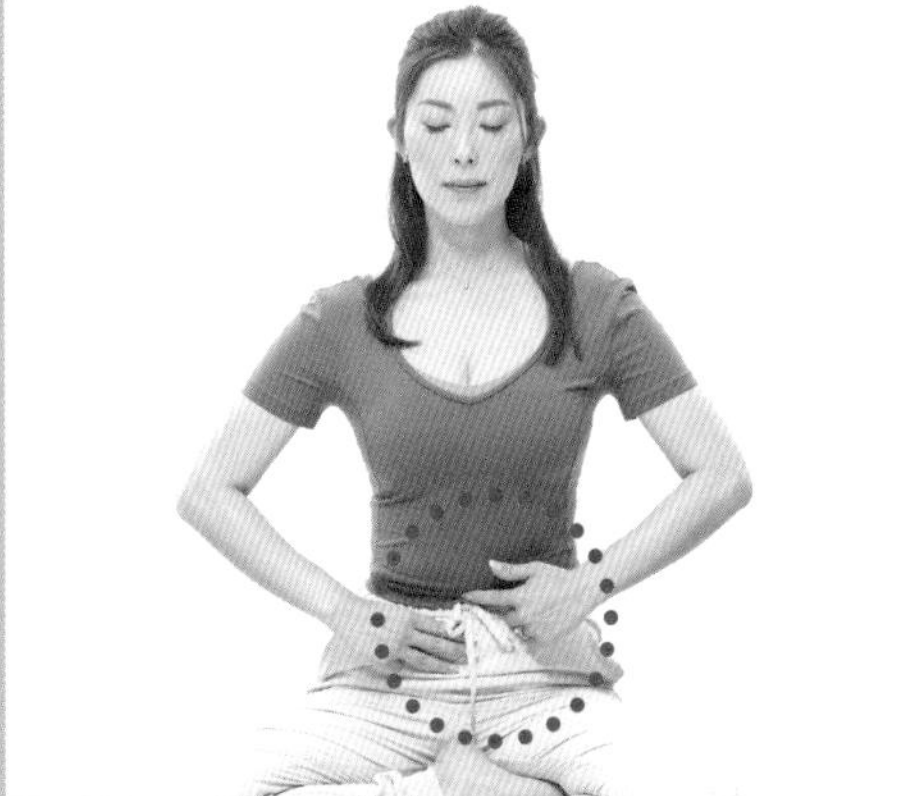

自分の“気”が、下へ、下へ
下がるのを感じましょう。
たとえば海に潜るように、
土に潜るように、エレベー
ターで下がるようにとか。

14 リズムブリージング

副

主な効果

- 自律神経を整える
- 気持ちの安定
- リラックス

1. メトロノームのリズムに合わせて
呼吸をする。

40BPMで4カウントで吸い、
4カウントで吐く。
早いとアクティブ／ゆっくりだと
リラックス効果があります。
ご自身の状態に合わせて
テンポを変えて行いましょう。

※睡眠導入に効果的。

音声ガイド
from まゆこ

adjustment 14

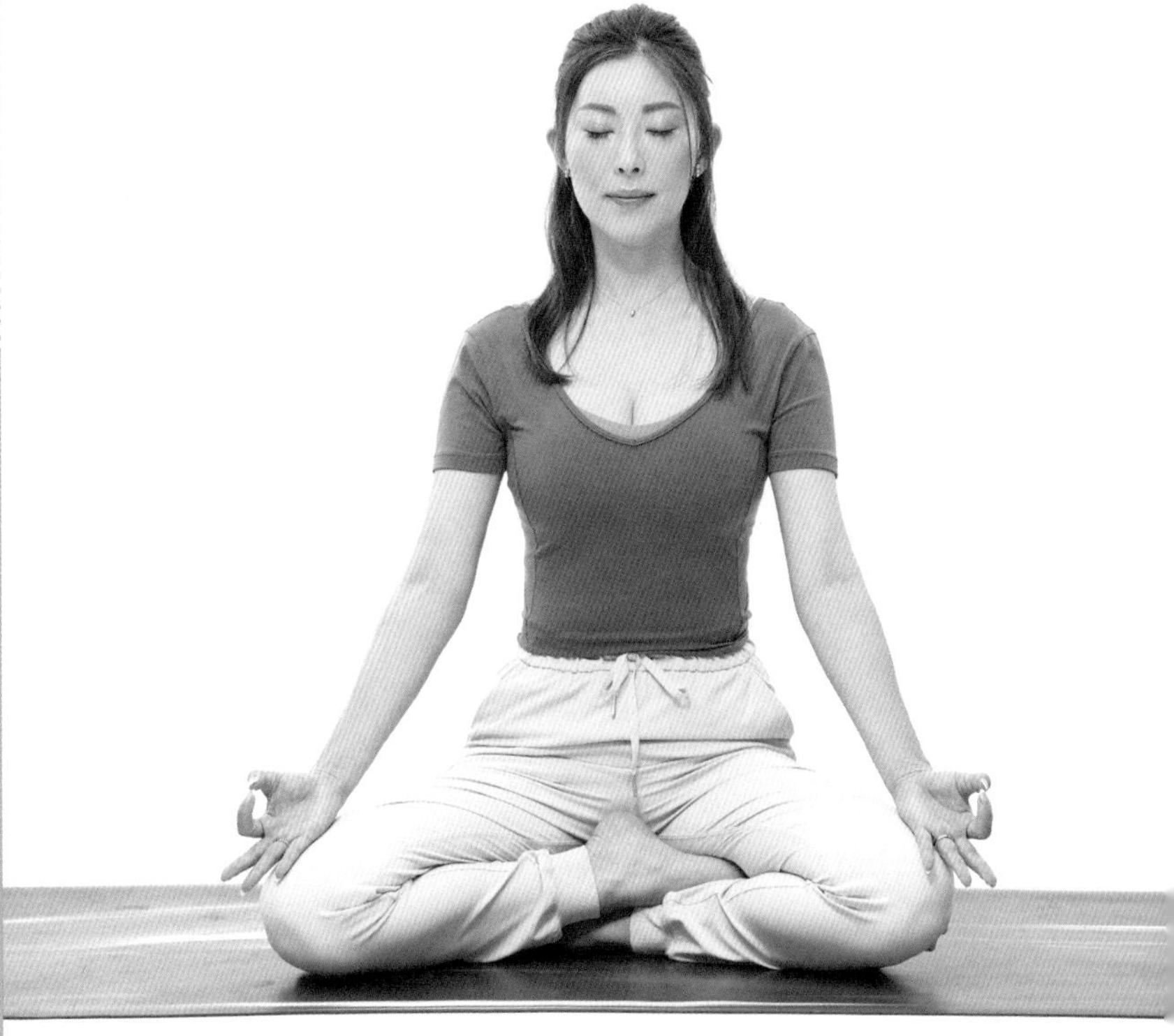

メトロノームのアプリをダウンロードしましょう(私はPanoramic Software Inc.のメトロノームアプリを使っています)。一定の拍に合わせて呼吸を繰り返すので、無音の中での呼吸法はちょっと苦手という方にお勧めです。

15 カラーブリージング

交 副

主な効果

- ホルモンバランスの活性化
- 免疫力向上
- 安心感の獲得

1. 色をイメージしながら、その色を吸い込むように呼吸をする。

2. 呼吸とともに気持ちが安らぎ、安心感に包まれていくのを感じる。

※それぞれの色の効果に合わせて実施。

adjustment 15

Color image

赤：興奮、闘争心、やる気、気分を高揚させる

オレンジ：健康増進、エネルギー補給、向上

黄：不安解消、苦痛の軽減、幸福感、笑い

緑：リラックス、疲労回復、認知症予防

青：集中力、リラックス、幸福感

ピンク：女性ホルモンの活性化、免疫力向上、安心感

黒：安心、睡眠、気持ちを引き締める

白：無、純粋、気分転換、向上心

グレー：気持ちを落ち着かせる、協調性、思いやり

茶色：緊張を和らげる、温もり、信頼感

16

レッティングゴーブレス

交　副

主な効果

- ストレス解消
- 気持ちの安定
- 集中力向上

1. 鼻からポジティブなエネルギーを体内に取り込むように息を吸う。

2. 鼻からネガティブなエネルギーを体外に吐き出すように息を吐く。

※単体では行わず、他のメディテーションの前に行う。

adjustment 16

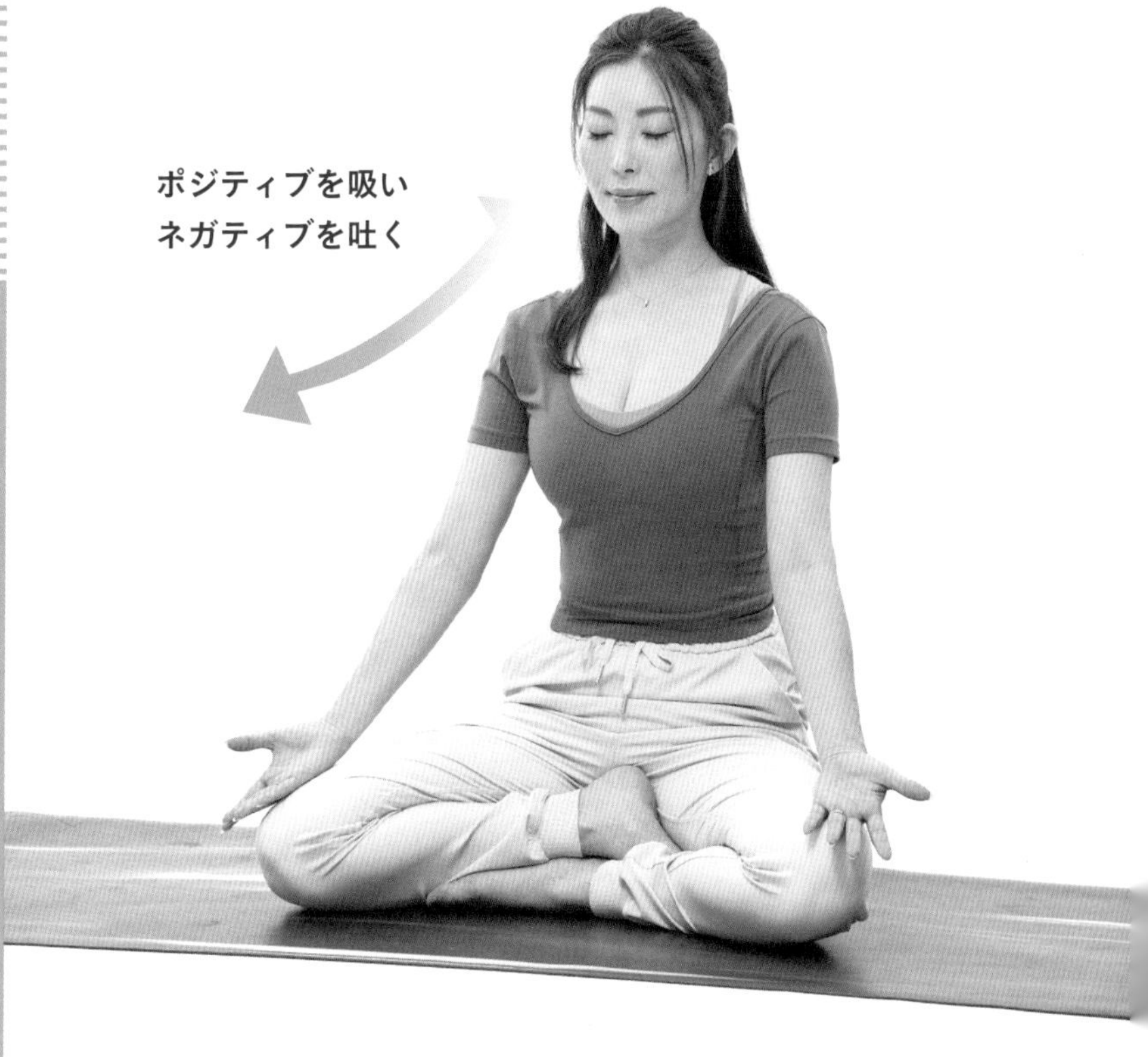

この呼吸法は単体で行わず、他のメディテーションの前に行うと良い。

Step 3 order

イメージトレーニング：脳に未来をオーダー

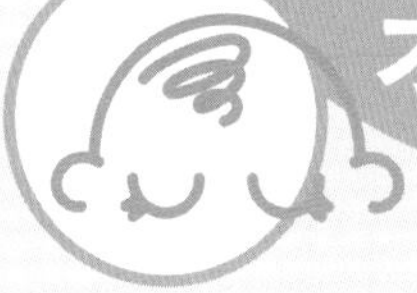

今の自分（姿）は、過去の自分が作った自分。そして未来の自分は、今の自分が思った自分（姿）なのです。つまり未来を作るには、今何を思い、感じ、目指しているかが大切。だからこそ、理想の未来をどんどん自分の脳にオーダーしましょう。

なぜイメージトレーニングをするのか？

まずは現状の中、現状の外のゴールという概念についてお話ししましょう。現状の中の概念とは、今の自分が努力したらできるかもしれないゴールです。一方で現状の外のゴールとは、努力しても絶対できないレベルのものです。つまり現状の中でできることとは、現状維持のこと。なので成長も変化も進化もしません。今の自分が努力してもできそうもないことを「できる」と信じて、イメージすることが大切です。

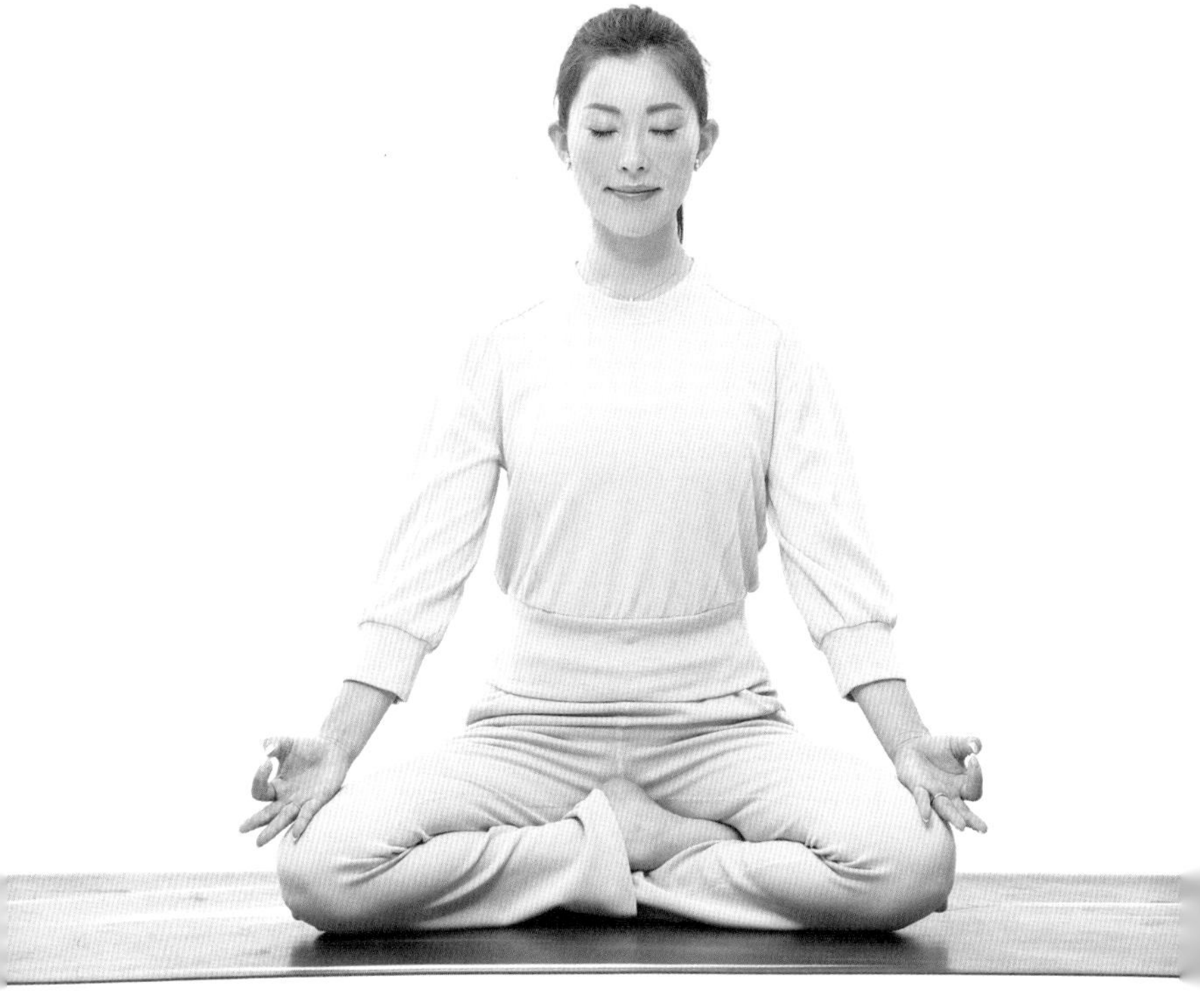

17

ゴール メディテーション

主な効果

- 集中力向上
- 自信をつける
- 自己肯定感を高める
- 気持ちの安定
- 緊張緩和
- ストレス解消

1. 自分が欲しいもの、行きたい場所、得たい立場をイメージし、その状態が実際に叶っているかのように頭の中で映像を見る。

2. 五感でその状態の臨場感を得る。

音声ガイド
from まゆこ

order 17

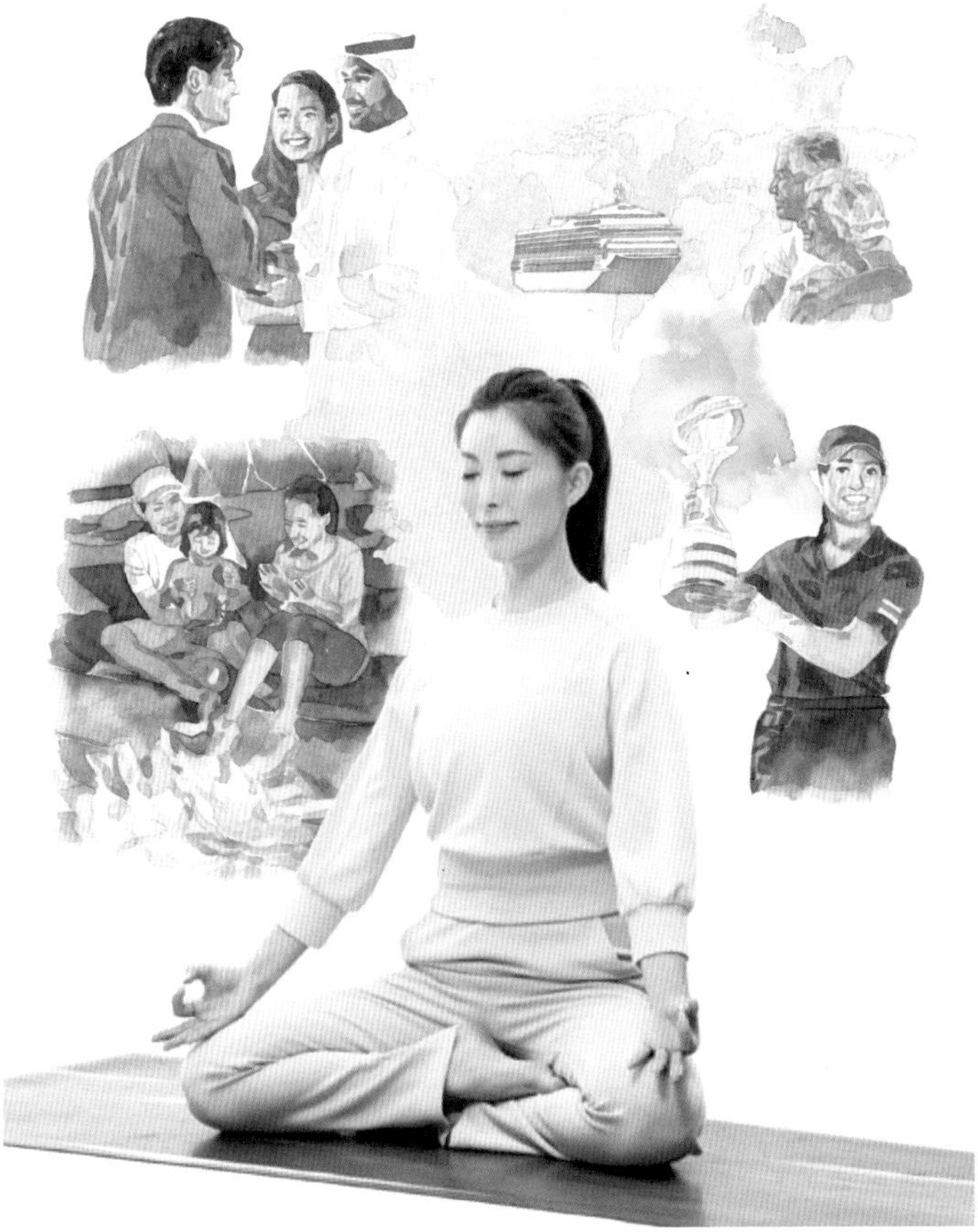

自分の現状の外のゴールをイメージしてみましょう。

18

1 dayメディテーション

主な効果

- 集中力向上
- 気持ちの安定
- 自信をつける

1. その日1日の“やること”と“感情”を決める。
2. 起きてから寝るまでの過程を
   できるだけ鮮明にイメージする。
3. どんなことがあったとしても、
   決めた感情のままでいることをイメージする。

音声ガイド
from まゆこ

order 18

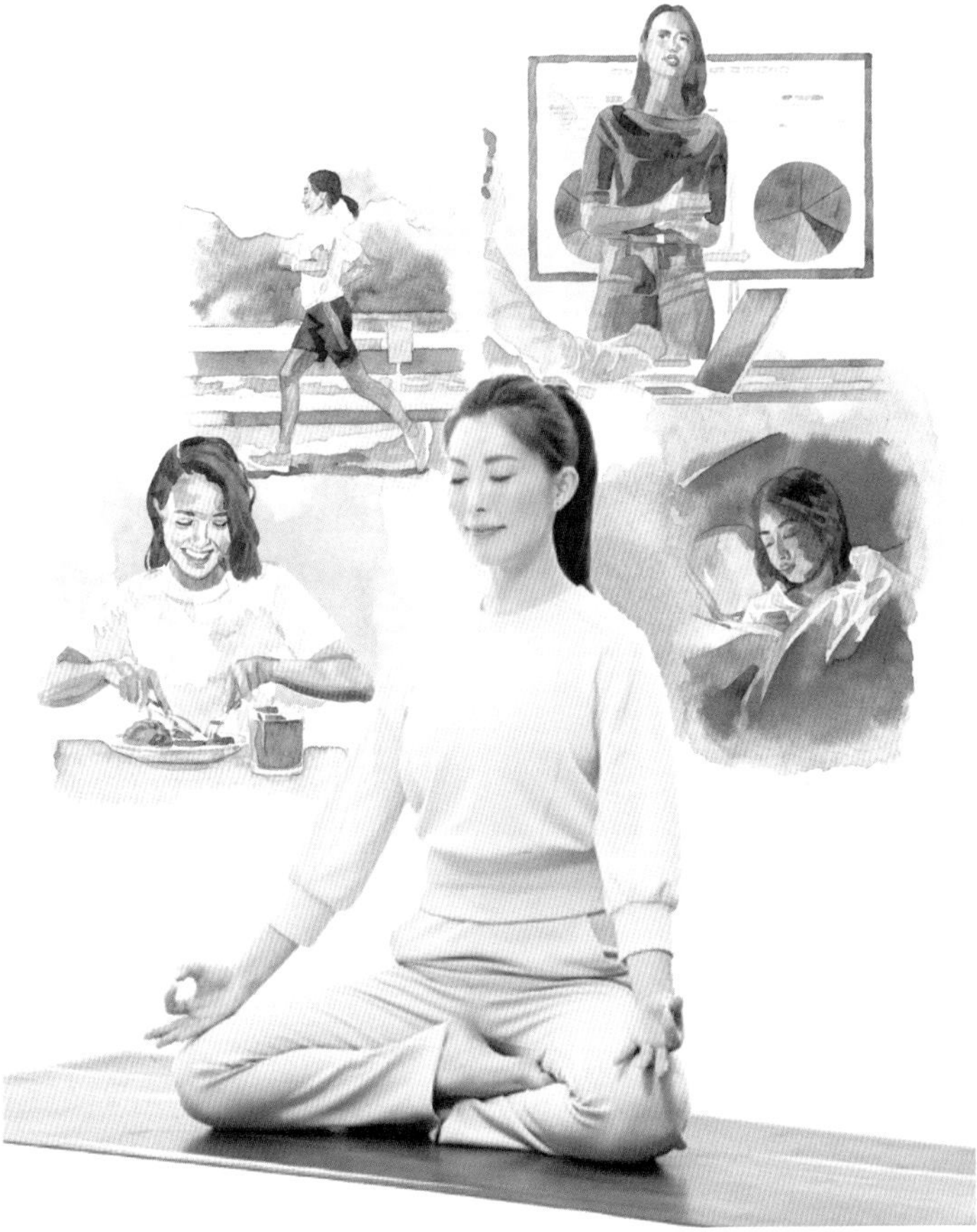

理想の1日をポジティブに書き換えて、
イメージしていきましょう。

19 ロールモデルメディテーション

主な効果

- 自己効力感向上
- 視座を上げる
- 想像力向上

1. 自身のロールモデルの人を思い浮かべ、
その人になったイメージをする。

2. 住んでいるところや環境、
その人となりを臨場感たっぷりにイメージする。

3. 五感で味わうと同時にその人の人生を味わう。

音声ガイド
from まゆこ

order 19

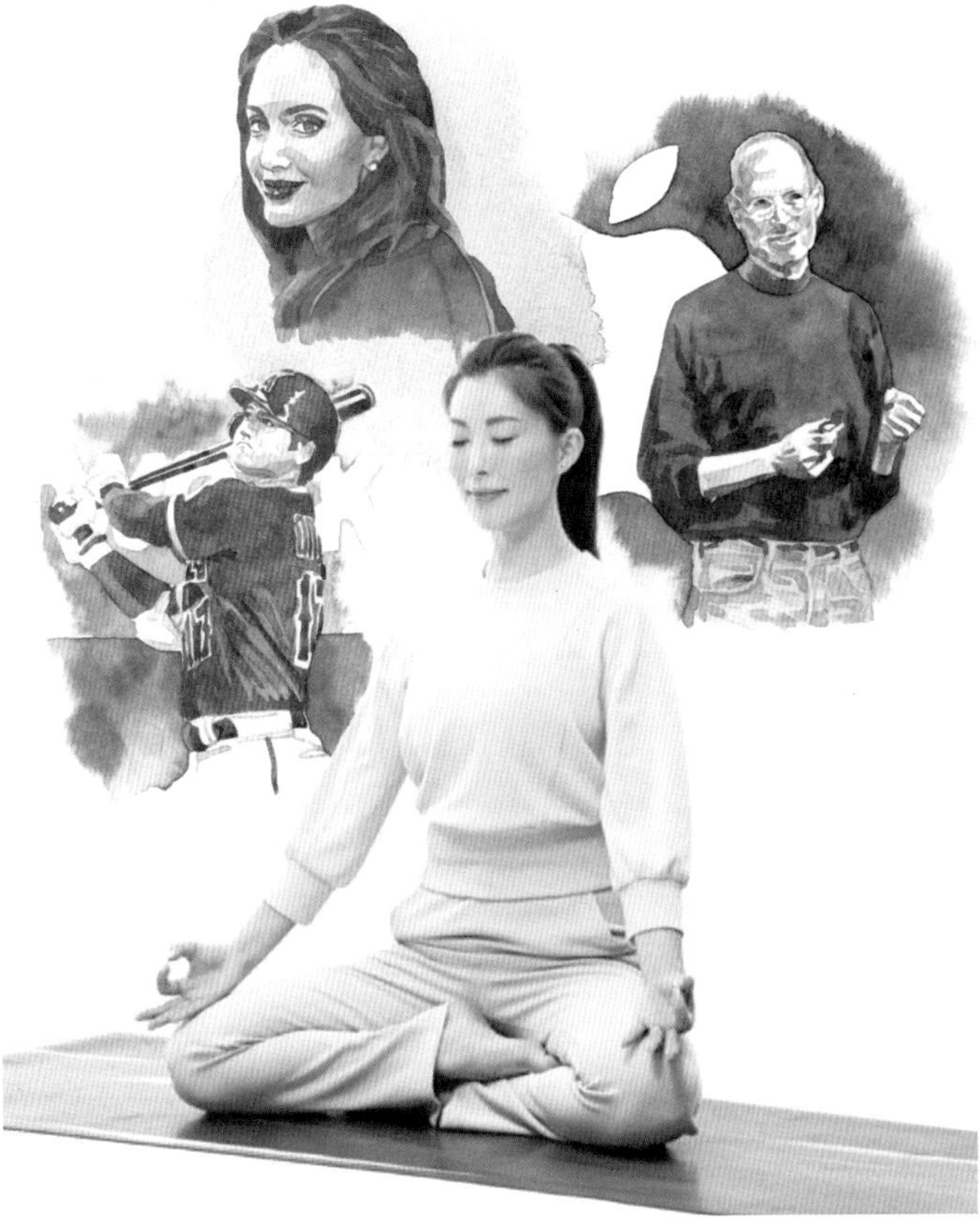

自分がなりたい特定の人物、それは有名人でも身近な先生とか上司、アニメの世界の人でもいいので想像し、その人に成り切った自分を想像しましょう。

20 インストール メディテーション

主な効果

- 集中力向上
- 気持ちの安定
- 自信をつける

1. 自分のゴールを思い描く。

2. そのゴールに向かうまでの過程をできるだけ鮮明にイメージする。

3. 過程を感じる感情までしっかりとキャッチする。

4. ゴールの景色を眺めている。

音声ガイド
from まゆこ

order 20

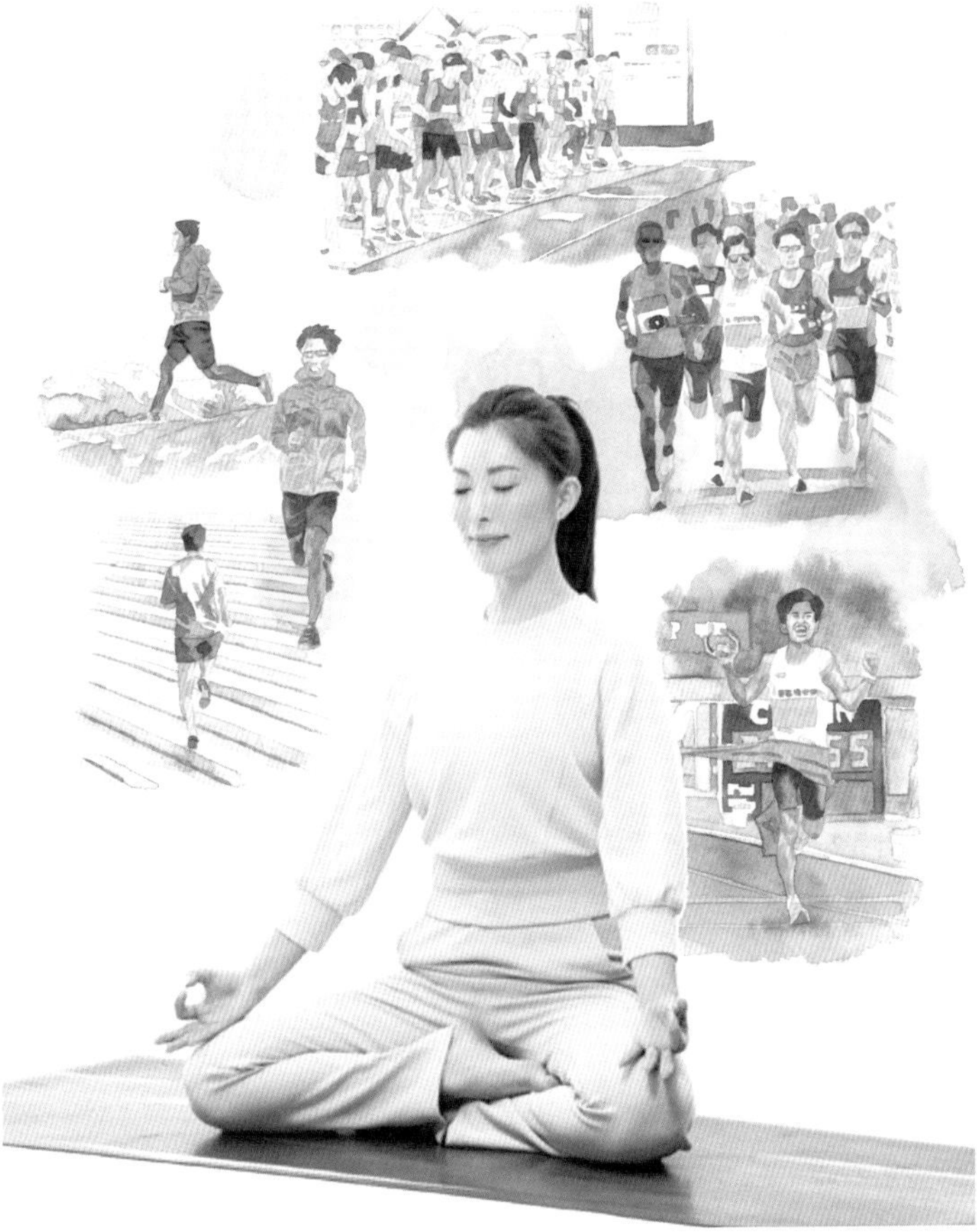

何年の何月に自分はこうなっていると、具体的に期日を決めてから想像しましょう。

21

感謝の瞑想

主な効果

- 気持ちの安定
- ストレス解消
- リラックス

1. 今の自然な呼吸に意識を向ける。

2. 思い浮かんだ人やもの、
すべてのことに対して「ありがとう」と唱える。

※嫌なことや苦手なことに対しても、ありがとうと唱える。

音声ガイド
from まゆこ

order 21

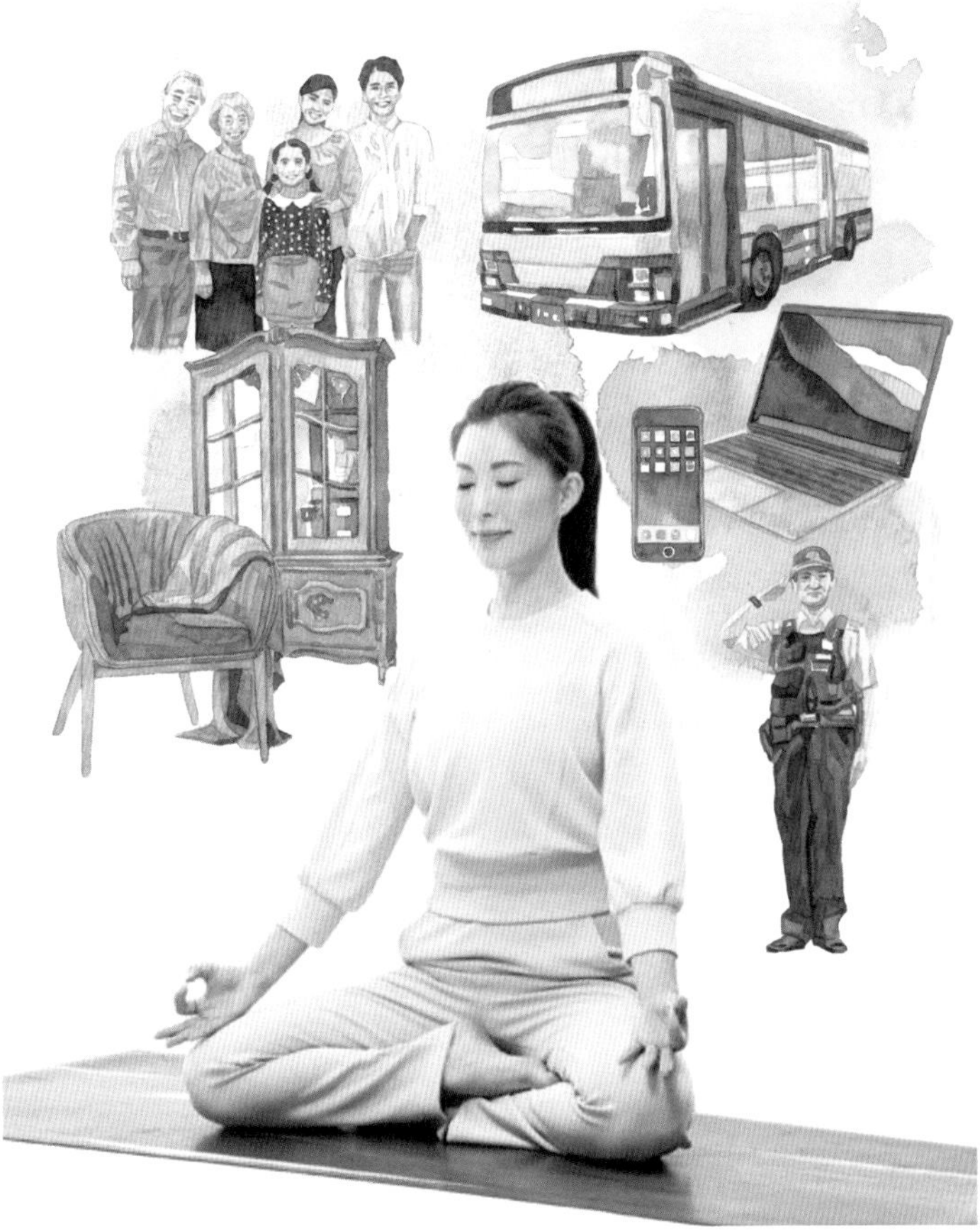

人間は怒りと感謝を同時に認識できません。だから感謝をしている時、怒りはなくなります。イライラや悩みがある時ほど、感謝の気持ちを持つと良いでしょう。

22 ビジュアライゼーション（五感）

主な効果

- 集中力向上
- 欲求のコントロール
- ストレス解消
- 自己肯定感を高める

1. 一番好きな場所にいることを想像する。

2. その場所で感じているものすべてを
臨場感高く五感で感じる。

音声ガイド
from まゆこ

order 22

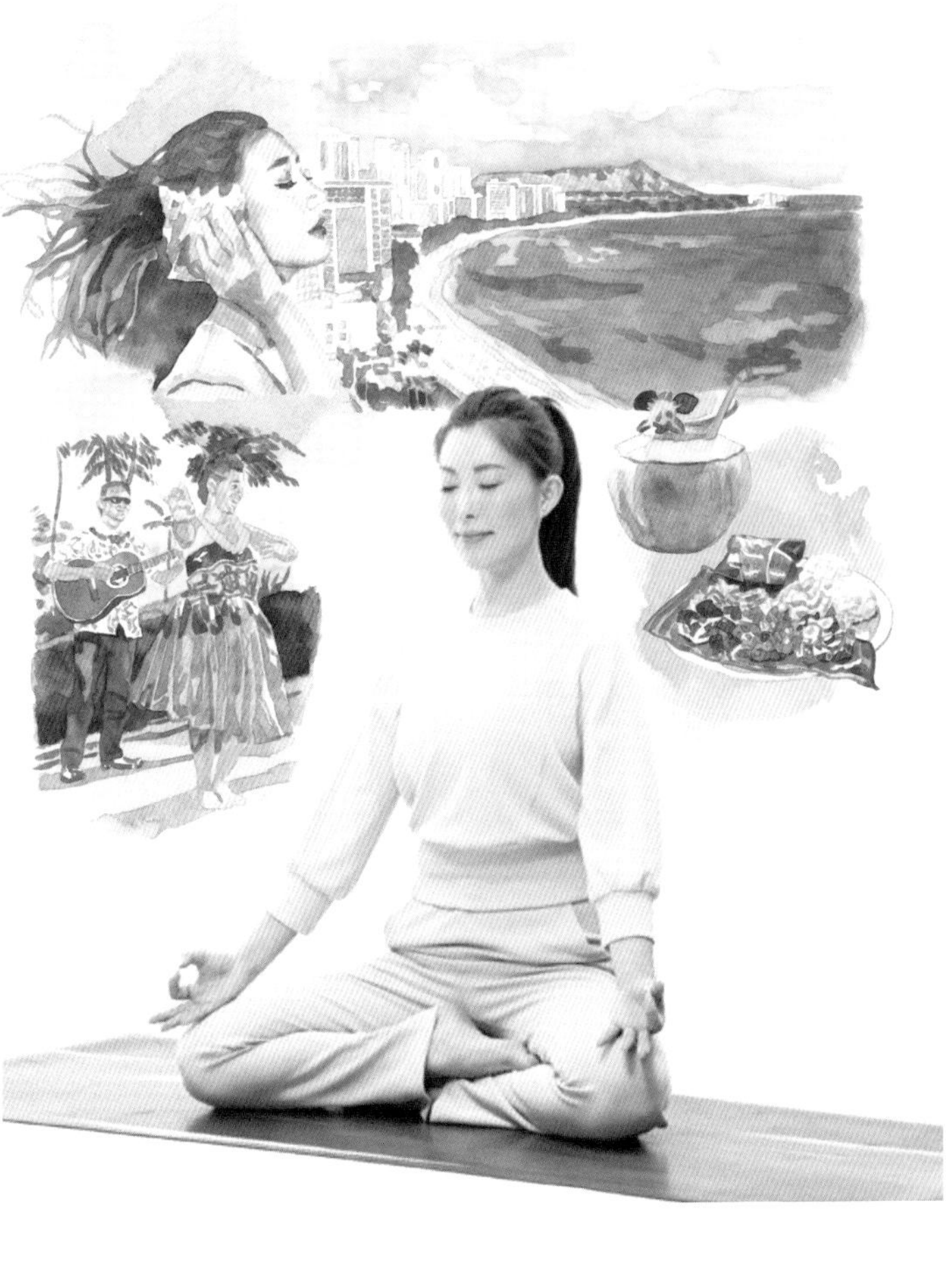

海外、家の中、公園、ショッピングモール……一番好きな場所を思い浮かべ、そこにいる自分をイメージして。

23 シャワー メディテーション

主な効果

- リラックス
- 疲労回復
- ストレス解消

1. 頭からシャワーを浴びているイメージをする。

2. お湯が肌に触れる質感や温度を味わう。

3. 身体が温まっていき、力が抜け、疲れなど不要なものが流れていくような感覚を味わう（排水口に流れていくところまでイメージする）。

音声ガイド
from まゆこ

order 23

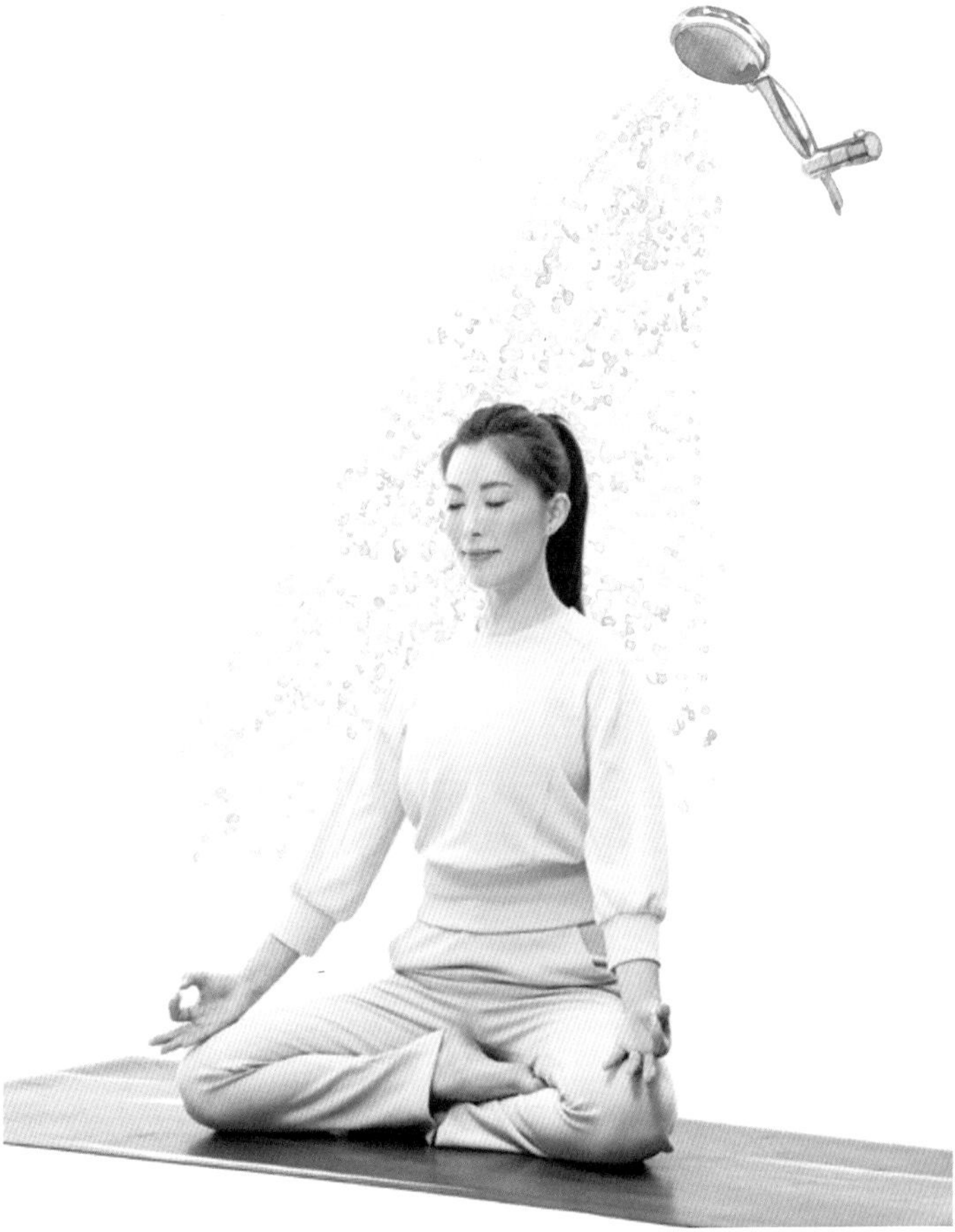

身体の汚れが流れるのと同時に、心の汚れや不安、ストレスを排水口に流し、自分の身体から遠く離れて消えていくイメージを。

24 サンカルパ（言霊・言葉）

主な効果

- 自信をつける
- 自己肯定感を高める
- 気持ちの安定

1. 目標や決意を、
現在進行形で「私は今、○○をしています」と
心の中で3回唱える。

2. 言葉が思い浮かばない場合は
「私は今、内側から満たされています」と唱える。

order 24

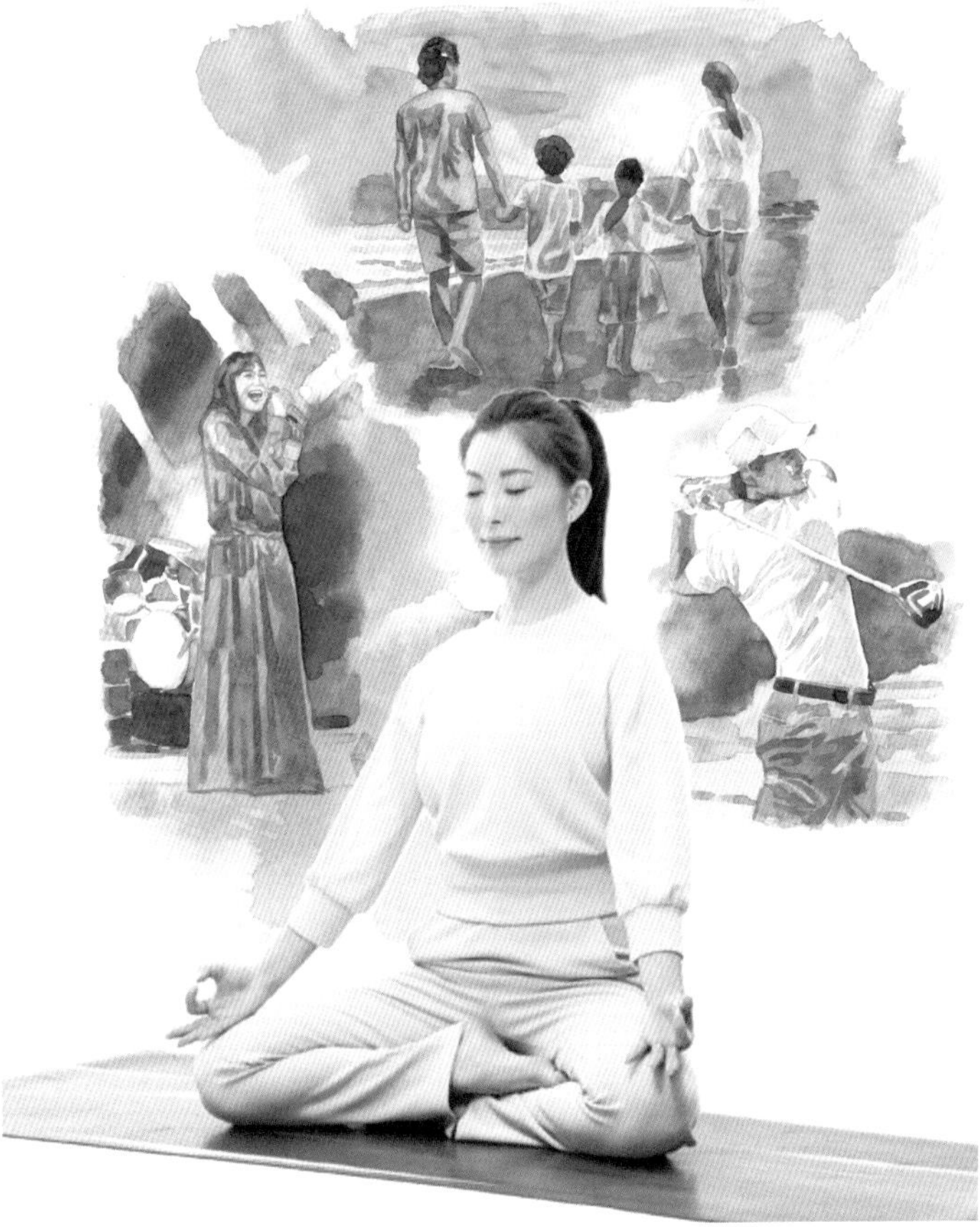

Column 3

お悩み別！ 解決セット

悩み別のパッケージをいくつかご紹介。
二次元コードを読み込み、声のリードに合わせて行って。

お悩み① 試験で緊張して、焦ってしまう受験生

‖

音声ガイド from まゆこ

P130 サマタ瞑想
↓
P154 丹田ブリージング
↓
P166 1 dayメディテーション

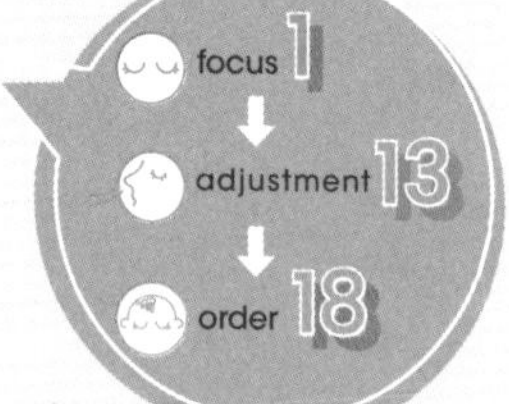

受験の1～2ヶ月前から毎日やりましょう（できれば夜に行う）。

お悩み② 将来への漠然とした不安

‖

音声ガイド
from まゆこ

P143 歩く瞑想
↓
P156 リズムブリージング
↓
P178 サンカルパ
↓
P164 ゴールメディテーション

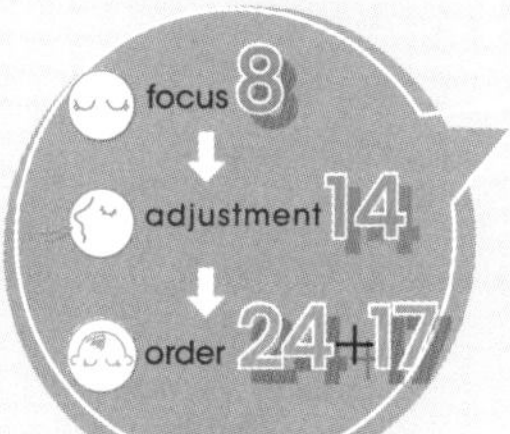

できれば朝や午前中に行いましょう。
1〜2ヶ月毎日行う。

お悩み③ 時間に追われて疲労が激しい

‖

音声ガイド
from まゆこ

P134 キャンドル瞑想
↓
P152 クロコダイル呼吸
↓
P174 ビジュアライゼーション

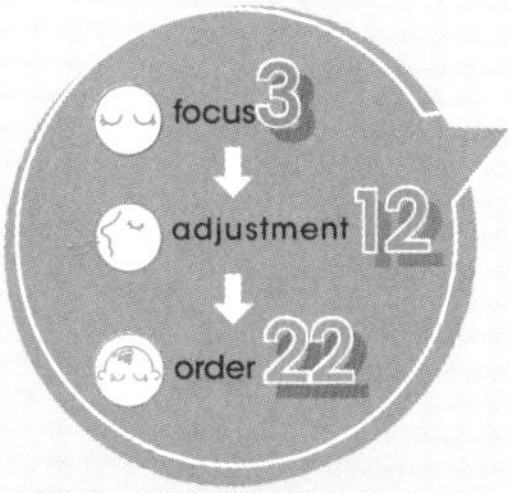

寝る前。1〜2ヶ月毎日行う。

お悩み④　育児・教育の悩み

‖

音声ガイド from まゆこ

P132　聞く瞑想

↓

P154　丹田ブリージング

↓

P174　ビジュアライゼーション

↓

P164　ゴールメディテーション

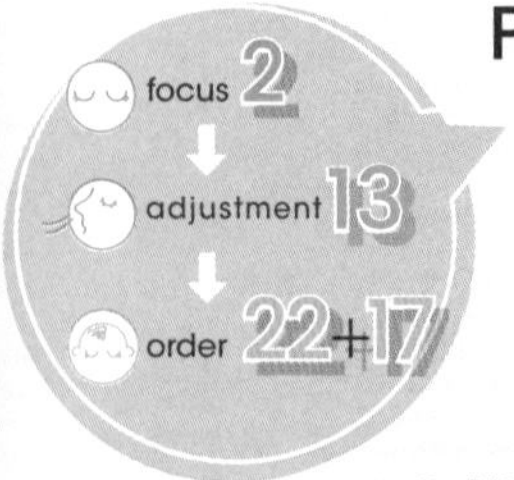

子育て中、ストレスを感じた時に、
1日1回（時間はいつでも）を目安に。

お悩み⑤　人間関係の悩み

‖

音声ガイド from まゆこ

P142　OUM瞑想

↓

P160　レッティングゴーブレス

↓

P146　WINブリージング

↓

P172　感謝の瞑想

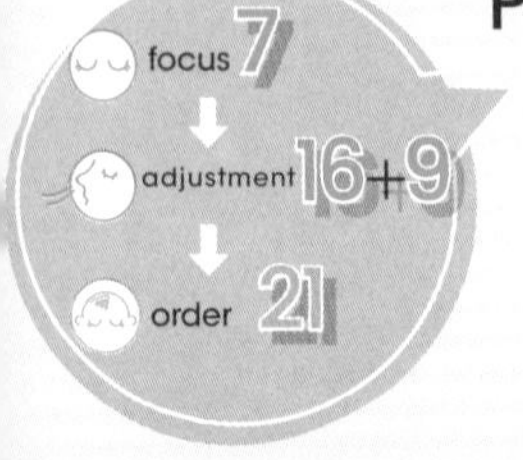

激しく悩みを感じた瞬間に、どれか
ひとつでもいいし、セットで20分行っても良い。

お悩み⑥　仕事（会社）でのストレス

‖

音声ガイド
"from まゆこ"

P132　聞く瞑想

↓

P158　カラーブリージング（グリーン）

↓

P170　インストールメディテーション

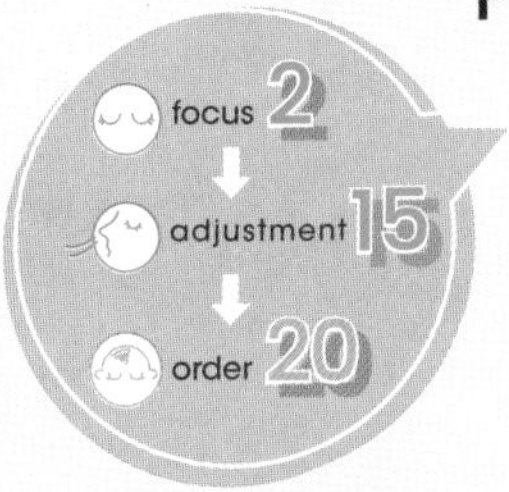

就業中、できる範囲で行う。
どれかひとつでもいいし、
セットで15分行っても良い。

お悩み⑦　不眠・睡眠の質低下

‖

音声ガイド
"from まゆこ"

P136　ボディスキャン

↓

P156　リズムブリージング

↓

P176　シャワーメディテーション

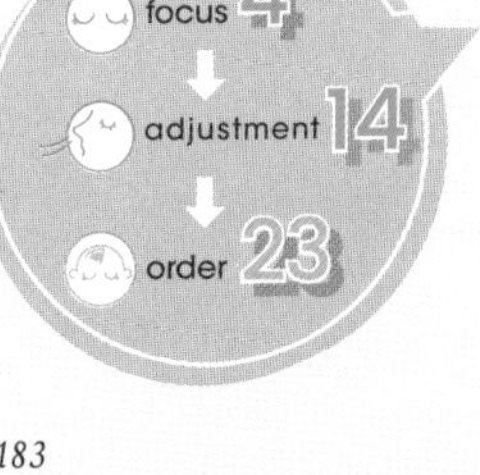

就寝前、最低2ヶ月行ってみましょう。

お悩み⑧　試合に勝ちたいアスリート

‖

音声ガイド
from まゆこ

P138　白毫《びゃくごう》瞑想

↓

P148　火の呼吸

（緊張や疲労が強い時はP146のWINブリージング）

↓

P166　1 dayメディテーション

↓

P164　ゴールメディテーション

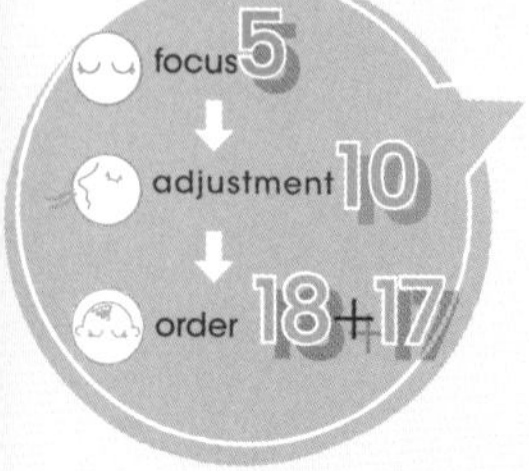

試合前に行う。期間は競技によります。

お悩み⑨　ネガティブモードになった時

‖

音声ガイド
from まゆこ

P142　OUM瞑想

↓

P148　火の呼吸

↓

P170　インストールメディテーション

朝、行いましょう。
ネガティブな自分に気づいた瞬間に
行うのでも良い。

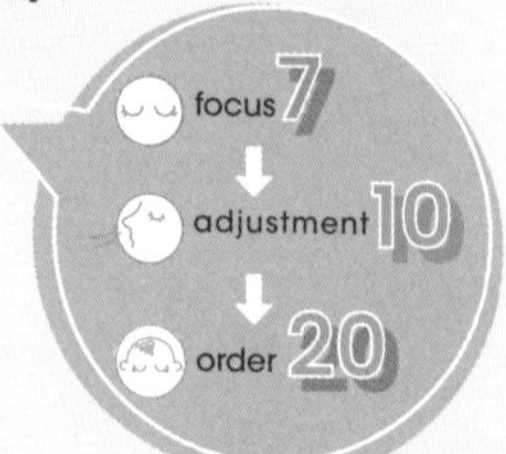

お悩み⑩　弱い自分に勝つ

‖

音声ガイド from まゆこ

P138　白毫《びゃくごう》瞑想

↓

P158　カラーブリージング（レッド）

↓

P166　1 dayメディテーション

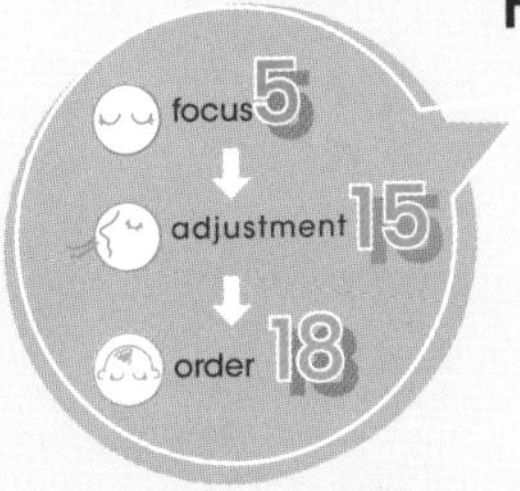

就寝前に行いましょう。

お悩み⑪　理想通りの1日にする

‖

音声ガイド from まゆこ

P140　ムービング瞑想

↓

P150　片鼻呼吸

↓

P168　ロールモデルメディテーション

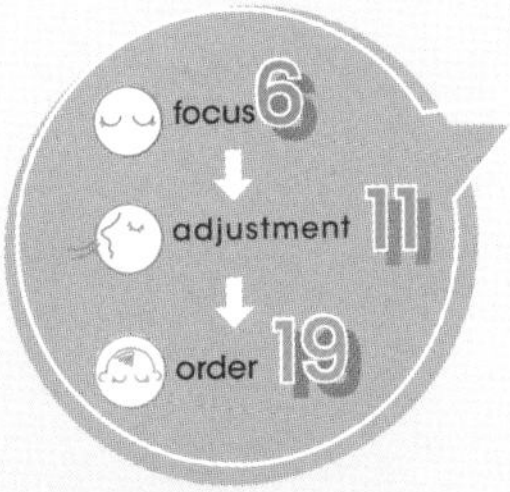

朝、起きてすぐに行いましょう。

Chapter 6

応用編
年代・職種別

WINメディテーションには、性別を問わず、また世代をも問わず対応するベーシックというコースのほかに、性別や年代ごと、それぞれの固有の悩みに対応するアドバンスというコースがあります。第6章では、アドバンスの中からみなさんの日常に取り入れやすいものをご紹介します。

女性ならではの悩みを解決

FOR WOMAN

生理痛やPMS症状がきつい、妊娠中の女性にも。

胎児の呼吸

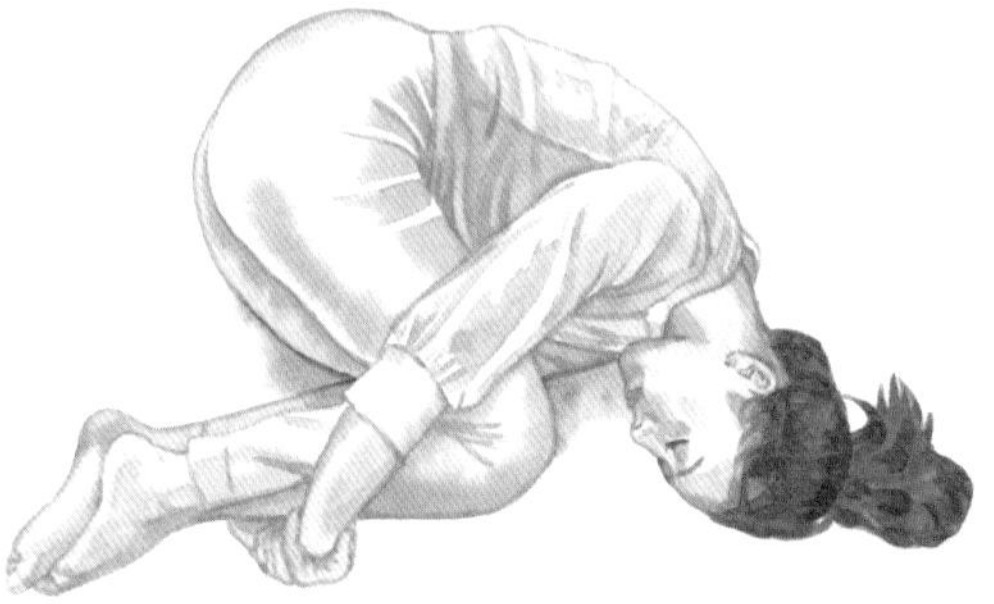

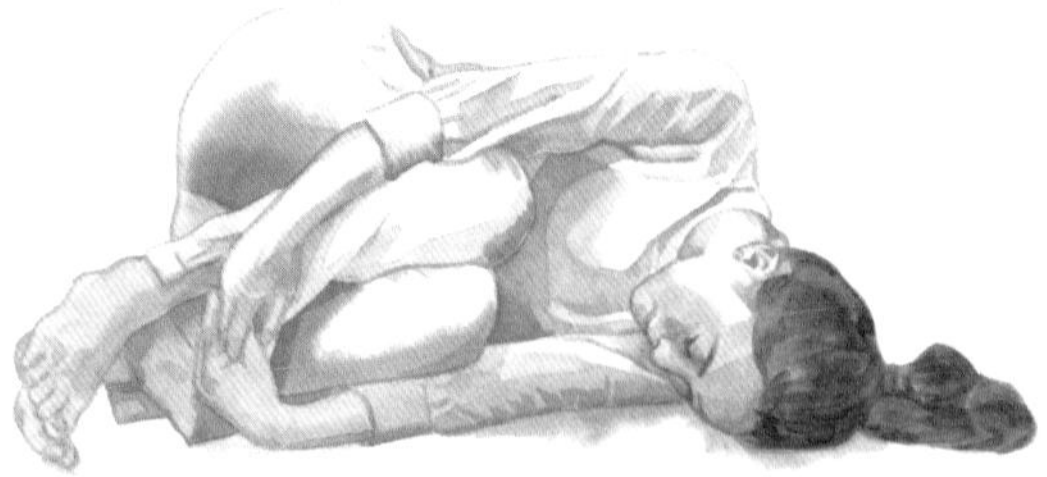

マタニティの方やPMSがきつい人にお勧めなのが「胎児の呼吸」。①床に横に寝転びます。②両膝を抱えて小さく丸くなります。両膝をなるべく胸に近づけ、副交感神経が集まっている腰と首を意識して、身体を小さく丸められると良い。③呼吸は吐くことだけに意識を向けて2秒ぐらいで吸い、30秒くらいを目指して長く吐きます。④吐いていると感じながら、息を吐きましょう。

子供のメンタル課題を解決

FOR KIDS

落ち着きがない、寝つきが悪いお子さんに。

ぬいぐるみ呼吸

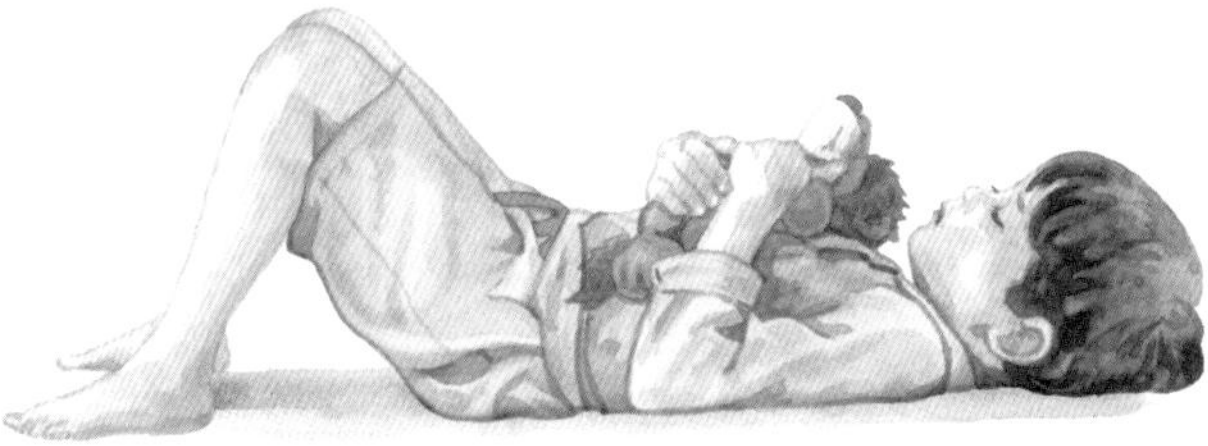

落ち着きがない子供や寝つきが悪い子供にお勧めなのが「ぬいぐるみ呼吸」です。お子さんに「呼吸を感じてみよう」と言ってもなかなか難しいものです。でも仰向けになってお気に入りのぬいぐるみをお腹の上に置き「スーハーしてみよう」と声を掛けます。呼吸と一緒にぬいぐるみが上下する様子で自然と呼吸を認識できます。パパやママも一緒に行うのが理想です。子供の気持ちが落ち着き、表情が穏やかになる様子を観察しましょう。

加齢に伴う心理不調を解決

FOR SENIOR

床座りができない人や身体に痛みがある高齢の方にも。

ストレッチ呼吸

肩をストンと下げる　　肩を真上に上げる

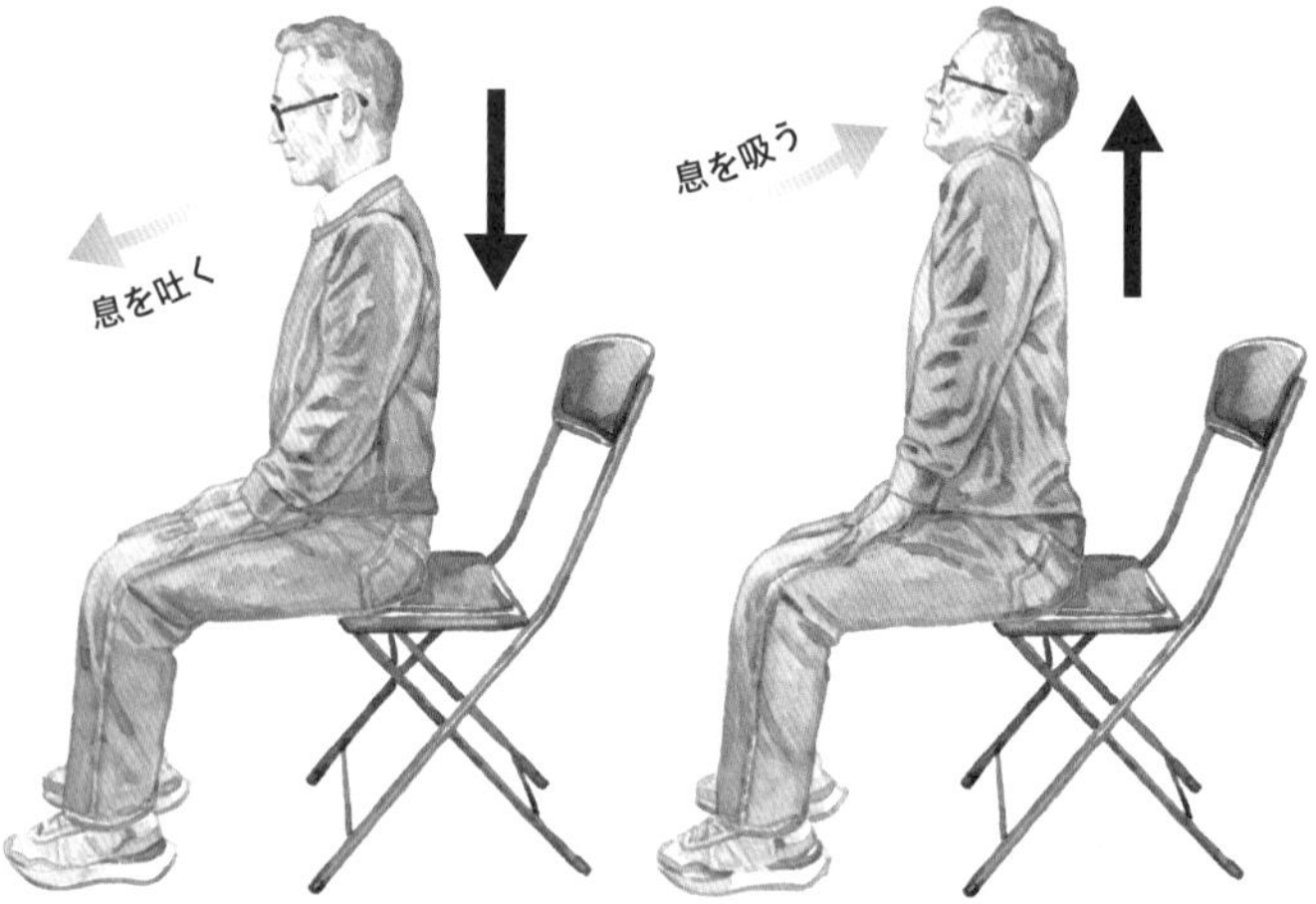

椅子や車椅子、ベッドの縁などに腰を掛けます。息を吸って肩を耳の方に持ち上げます。

次にふーっと吐きながら肩を下ろします。それを5回程度繰り返します。

顔を真下に

顔を真上に

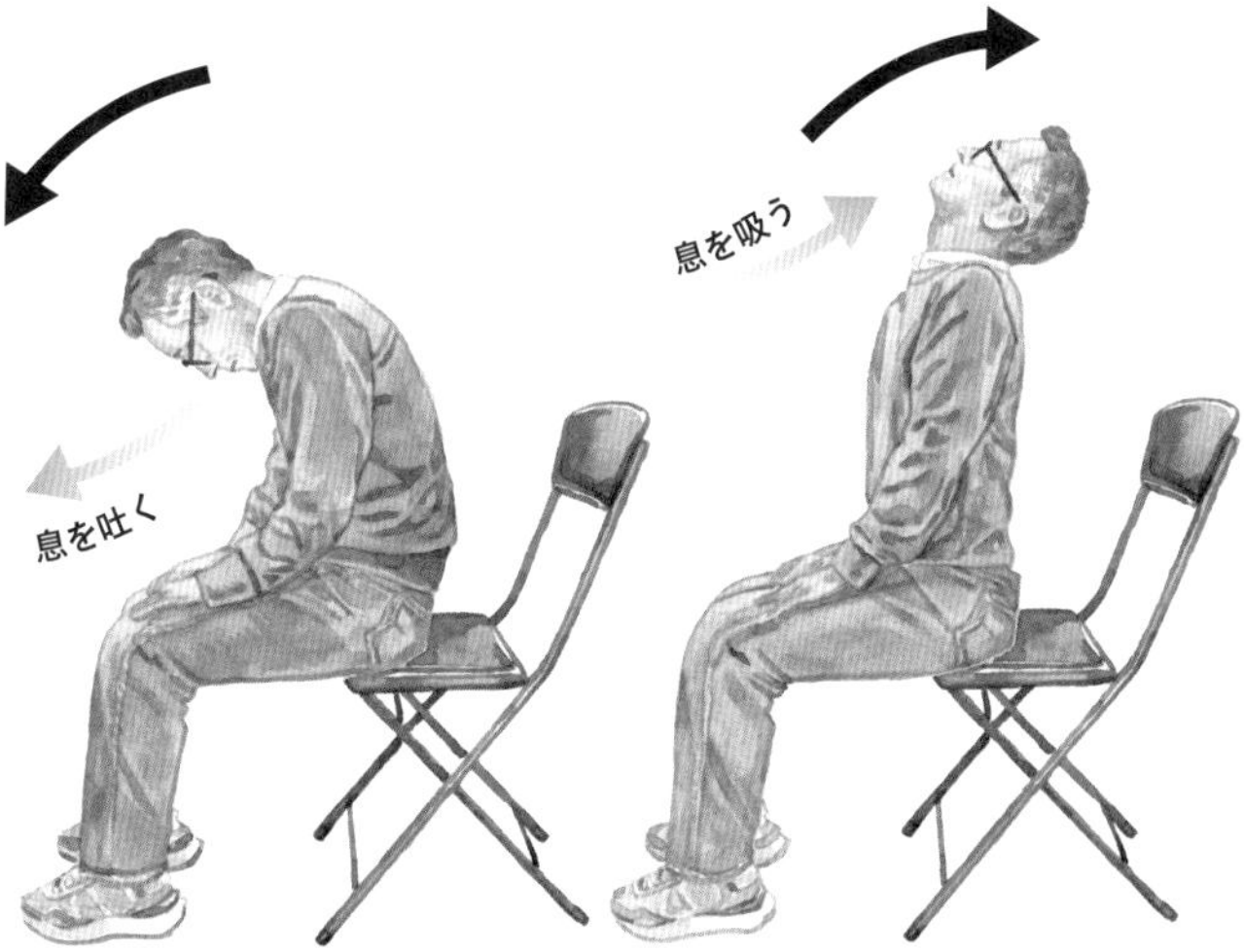

息を吐きながら背中の緊張を緩め、下を向きます。こちらも5回ずつ繰り返しましょう。

次に息を吸いながら首を逸らして顔を上に向けましょう。

ビジネスパーソン特有のストレスを解決

FOR BUSINESSPERSON

仕事のストレスを抱える、ハードなビジネスパーソンに。

ベストメディテーション

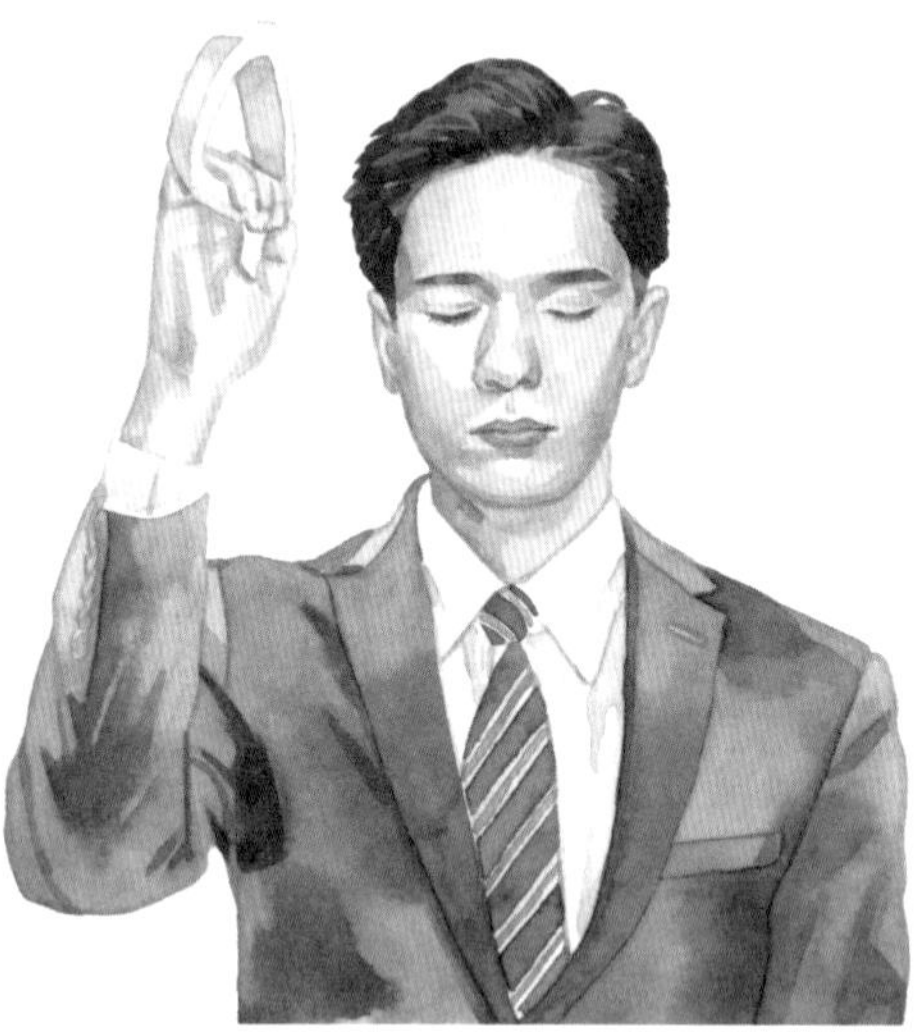

「ベストメディテーション」はイメージなので、通勤途中の吊り革につかまりながらでも、ランチ中でも、タクシーの中でも、それ以外のシーンでも行えます。①ストレスの要因になっていることを思い浮かべます。②何が原因で、どこが嫌なのかを認識します。③その出来事や人が、自分が思うベストな形に変化していく様子を見届けます。まるで黒が白に変化していくように。曇り空が晴れていくようにと。

クロコダイル呼吸 for Office

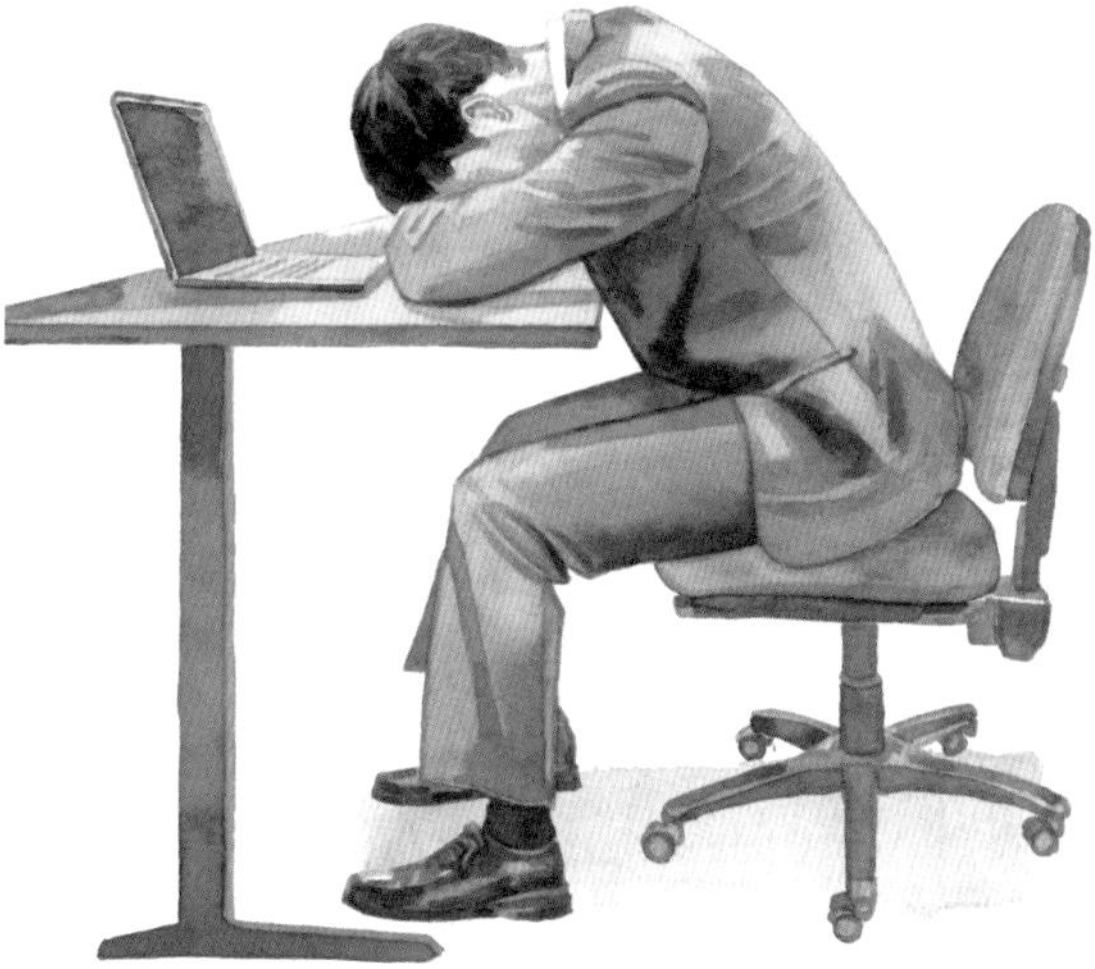

仕事の途中でも行える「クロコダイル呼吸 for Office」です。①デスクに両手を重ねて置き、おでこを両手に乗せてうつぶせになります。②腰、肩、おでこの力を抜きます。③吸う息で背中が膨らんでいくのを感じます。④秒数には拘らず、できるだけ長くゆっくりしたペースで約5分間呼吸を続けましょう。

Chapter 7

14歳で単身上京し、味わった紆余曲折

WINメディテーション誕生秘話

脳をトレーニングし、あらゆる悩みを解決するメソッドを考案した兼下まゆこ。いったいどんな幼少期を過ごし、生き方をし、WINメディテーションに行き着いたのか。その生い立ちについて、赤裸々に語ります。

１９８６年、広島県福山市で私は生まれました。当時両親は東京に本社を持つ花卉《かき》小売業の会社に勤めており、３人きょうだいの長女が私。２歳下の弟は、現在は東京で活躍するフォトグラファー、さらに２歳下の妹は広島で専業主婦をする、４人の男児のたくましいママです。

両親はもう退職していますが、父方の祖父母は農家で、母方の祖母はいけばな小原流の師範で現役。家族の多くが花や自然に関わる仕事についただけあってか、実家の庭はまるで植物園のようでした。

両親の方針で家の中にテレビはなく、いつもラジオが流れていました。小さい頃から情報は耳から得る日常だったせいか、五感が敏感な人間に育ったのかなと思います。つねにテレビがついている環境では、意識がすべてそこに集中しがち。でも音だけの生活だと、会話も自然と豊かになるし、想像力がつねに掻き立てられます。流行りの歌もすべてラジオで覚えました。この両親との暮らしが私という人間の感性のベースを作ってくれたと、今でも感謝しています。

14歳で単身、故郷を離れ上京

我が家の家訓は、〝自分のことは自分でやる〟という教え。その中でも長女だった私は、絵に描いたようなしっかり者（笑）。でも家族と暮らしたのは、実は14歳まで。つまり弟とは小学校6年生、妹とは4年生という年齢までしか一緒に過ごした記憶がなく、大人になった今は仲が良いものの、家族なのにどこか他人感のある不思議な関係でした。

さて、なぜ私が14歳で両親の元を離れたのか、ということからお話ししましょう。

いわば私の原点ともいえる出来事が8歳の時に起きたのです。日本は世界で唯一の被爆国。そして広島は、その原爆が投下された場所です。私の祖父母は被曝者。母も被曝二世で被曝者手帳を持っています。広島の小学校には他の都道府県にはないであろう〝平和学習〟があり、夏休み中の8月でも学校行事として平和記念公園に行ったり、被曝体験者が学校に当時のお話をしにきてくれます。家庭内でも祖父母が孫たちに積極的に戦争や原爆の話をするという土地柄です。

幸い、祖父母や両親に被曝の影響はさほど出ませんでしたが、親族の中には原爆投下当日に亡くなった人もいたと聞いています。広島では、原爆投下の現実と、焼け野原からいかに復興していったかという話が徹底して教育の中に組み込まれて、受け継がれています。ヒロシマを経験した人は、泣き言をいう暇もなく生きていかなければならなかった。だから広島の人間はみな強いし、自我もあるし、芯が通っている。個人的見解ではありますが、そう思っています。

広島東洋カープの応援を見ていてもおわかりの通り、広島の団結力はすごいのです。

生きる目的を見つけた強烈な原体験

私は小さい頃から歌を歌うことが好きで、８歳の時に被曝者が入居されている老人ホームに「ひろしま平和の歌」を歌いに行くボランティアに行きました。なぜ私が行くことになったのかの経緯はあまり定かではありませんが、小学校で選抜されたのかもしれません。

ステージの上でスタンドマイクの前にひとり立ち、一生懸命歌い、歌い終わった瞬間……ひとりのおじいちゃんが号泣しながら私のもとに駆け寄り、握手を求めてくれたのです。私はびっくりして立ちすくむばかり。「ありがとう、ありがとう」。涙を流しながら、何度も何度もそう繰り返され、「え、私は歌を歌っただけなのに」と、驚いたのです。それまでしっかり者の長女として、品行方正に生きてきたつもりでしたが、他人から、それも80歳ほど年上のおじいちゃんから、あんなに感謝されたのは、生まれて初めてのことでした。

ただ歌を歌っただけなのに、〝人が号泣して感謝してくれる〟というのはなんだろう？

人に何か影響を与える、他人の役に立つということを初めて経験した、私にとってあまりに強烈な原体験でした。その経験が私のすべての生きる目的となり「私はこういうことをする人になりたい。いや、なるんだろうな」と漠然と心に思い、歌手を目指すにはどうしたらいいのかつねに考えるようになりました。とはいえ、所詮小学生が調べてやることだから広島県内での芸能活動にすぎません。

広島市内で開催されるミュージカルの主役を年に2、3回。さらに毎月広島以外でのオーディションも受け、自然と合格する率が高くな

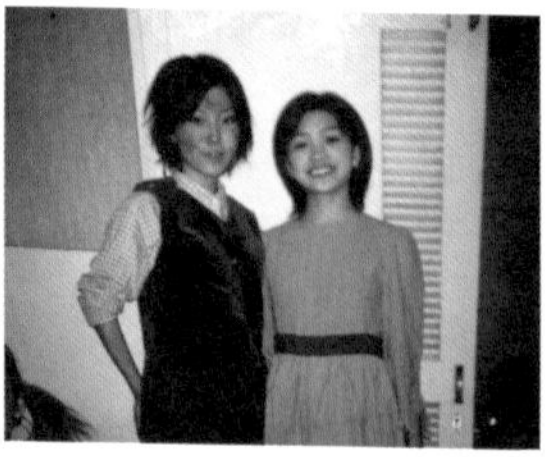

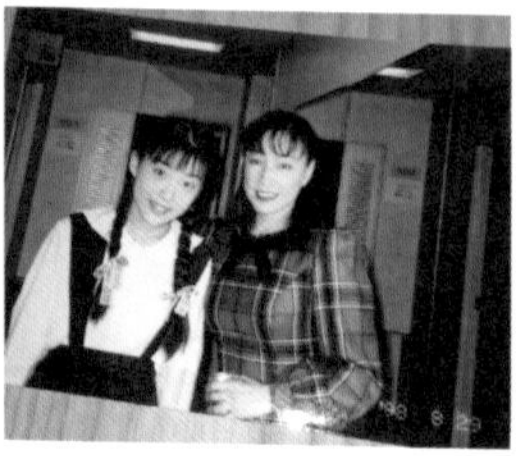

り、ひとりで新幹線に乗って東京に仕事に行くこともありました。

小学校6年生の時には、ハワイのホノルルフェスティバルに出演するため、親の付き添いなしで飛行機に乗ってハワイに行き、アラモアナセンターのステージで歌う経験もしました。

両親は全力で応援してくれました。特別裕福な家庭でもなく、広島の田舎育ちの私が歌手になりたいと言い始め、はじめは戸惑いもあったかもしれません。しかし、〝オーディションに合格〟という、結果を作っていったことで、応援してくれました。でもまだ小さな弟と妹がいたし、両親も共働き。私が仕事のたびに、どちらかが一緒に東京に着いてきてくれるなんてことはできません。インタビューなどでこの話をすると「寂しくなかったんですか?」と聞かれるのですが、なぜか私は親と離れてひとりで行動することを、一度も寂しいと感じたことはありませんでした。むしろ12歳になった時、子供心に広島だけでやることには限界があると感じ、両親に東京に行かせてほしいと願うようになりました。親と離れる寂しさより、自分ができることを何がなんでもやりたい。その気持ちがまさっていたんだと思います。

8歳での原体験がすべての原動力。そうして14歳で、ひとり東京へと上京することになりました。

吉本興業からデビュー！

東京、三鷹市の中学校に転校し、ミュージカルの養成所に入りました。学校が終わったら、オーディション、歌やダンスのレッスンで毎日9時間ぐらい。養成所の寮で1年ほど共同生活をし、その後はひとり暮らしです。日舞、タップダンス、クラシックバレエ、ジャズダンス、ヒップホップダンス、歌唱、芝居、メイクのレッスンもありました。ほとんど学校には通えず「サウンド・オブ・ミュージック」や

「世界名作劇場シリーズ」など、ミュージカルや芝居の子役として出演し、全国を回っていたんです。そのような日々を過ごしながら、15歳からはひとり暮らし。ご飯は近所のスーパーマーケットに行き、自炊をしていました。学校の三者面談では広島から両親が来るわけにもいかず、担任の先生とふたりで相談しながら進学先を探しました。

　高校は芸能人も多く通う、通信と通学のある高校に進学しました。受験期間中も仕事やオーディションにはずっと挑戦していました。でもメジャーデビューを目指すも鳴かず飛ばずで、代々木公園や新宿駅前での路上ライブや観客数人のライブハウスなどで歌い続けました。

　19歳の時、新橋駅前のビッグエコーで当時日本テレビで放送されていたオーディション番組「歌スタ!!」の第一次審査があることを知り、鬼束ちひろさんの「月光」を歌ってカラオケからそのまま応募。電話で一次審査通過の連絡をいただき、日本テレビで二次審査、三次審査を通過し、いよいよテレビ審査となりました。歌った曲はＳＭＡＰさんの「夜空ノムコウ」。

東野幸治さんやアンタッチャブルさん、有名作曲家さんを前にものすごい緊張でしたが、今思えば、この頃から私は勝負前に、自然とメディテーションを行うようになっていたんです。審査員の先生方がずらりと並ぶ前で深く呼吸をして、歌う時は徹底的に歌詞の世界に入り込み、イメージすることに集中しました。すると緊張感が消え、スイッチが入り、まるでゾーンに入る感覚を味わったんです。

私は音楽一家の出身でもなければ、飛び抜けて歌がうまいわけでもありませんでしたが、本番に１００％のパフォーマンスを発揮できて、デビューが勝ち取れた。まさにメンタルの力です。魅せる、表現するレッスンは小さい頃からやっていたので、そこにＷＩＮメディテーション的な超集中が加わり、きっと持っているもの以上の、１２０％の力を発揮できたと思います。

その後、吉本興業に所属も決まり、美月《みつき》という芸名で活動を行いました。「真っ暗な空に明るくひとつ輝いて浮かんでいる月のような存在になりたい」そのような想いを込め、考えた芸名です。

幼い頃から抱いていた夢が叶った！

メジャーデビューは20歳の時。上京してから6年が経っていました。吉本興業ではＦさんという専任の女性マネージャーがついてくれたので、生まれて初めて他人が自分のためにあれこれサポートしてくれることになり、生活は一気に変わりました。当時はまだシングルＣＤも売れるし、ギリギリ景気がよかった時代だったので、新人歌手の私でもある程度の希望を出すことが可能でした。

実は15歳頃からの私の夢は、大好きだった鬼束ちひろさんのサウン

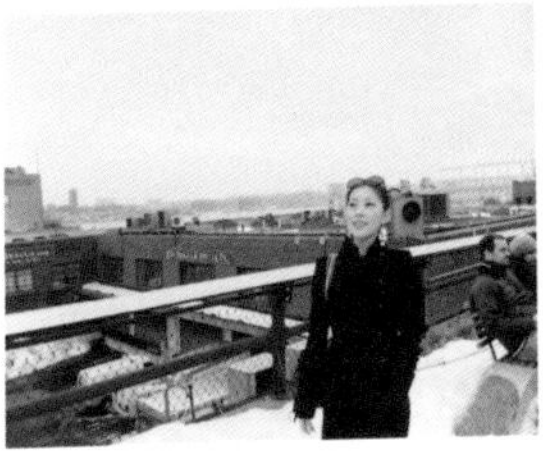

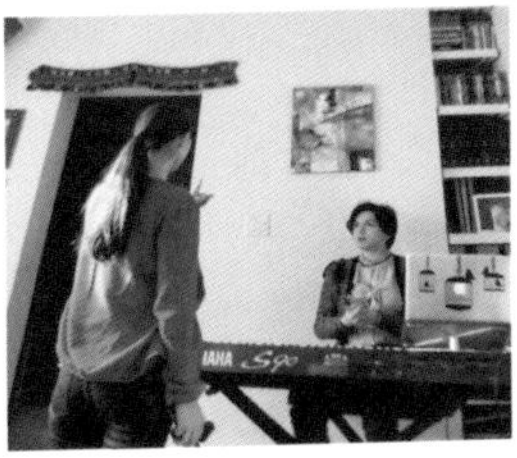

ドプロデューサーでもある羽毛田《はけた》丈史《たけふみ》さんにデビュー曲のアレンジをしていただくことでした。羽毛田さんは多数のアニメやドラマ、ドキュメンタリー音楽、また中島美嘉さん、元《はじめ》ちとせさんなどのプロデュースもされているなんとも恐れ多い方。デビュー前は憧れでしかない存在だったお方です。でもデビューが決まった今ならもしかしたら近づけるんじゃないか、そう考え、プロデューサーにダメ元で「羽毛田さんにお願いしたい」と相談し、それが見事に実現したのです。

レコーディングスタジオで羽毛田さんの生ピアノを聴いた瞬間、鳥肌が立つほど感動しました。〝決めたことが現実になる〟。それが私の中で初めて実現した瞬間でした。

私の言葉がアスリートに届く理由

現在、日々多くのアスリートのみなさんとセッションをしていますが、私自身がこのように幼い頃から〝決めるからできる〟をずっと積み重ねてきて、「どういう状態ならできる、できない」が自身の経験の中にあるのです。そういう実体験にも基づいてアスリートの方々とセッションを行っているので、みなさんの心に言葉がすーっと届くのではないでしょうか。心療内科や心理士の先生方のセッションも素晴らしいものだと思いますが、理論やエビデンスベースだけのものと、経験や学びによって得た知識からの言葉とはやはり違うと思うのです。とくにアスリートは、自身の身体をコントロールして結果を出し続ける感覚と感性の人たち。やはり心の内側から吐き出す言葉でないと、本能的なメンタルの奥底には響かない場合もあるのかもしれません。

美月としてはシングルＣＤ２枚を発売。ラジオ日本など、多数のメディアで冠番組を持つなど、新人としては異例なほど充実した環境に恵まれましたが、とあることがきっかけで私はそれまでとは違う道に進むことになったのです。

パニック障害を発症

パニック障害とは、突然何の前触れもなく動悸《どうき》や息苦しさ、めまいなどの症状が出現し、まさに〝パニック〟になる病気のこと。これがレギュラーを務める生放送番組の本番最中に起こるようになりました。ライブでも思うように声が出なくなったり、まず、歌うことがつまらない、苦しい、早く帰りたい、と思うようになってしまいました。

やっと掴んだ「人に影響を与える・誰かの役に立つ」ためのステージ。ようやくこれからという時に、人の役に立つどころかまず自分をコントロールできない。こうなったわけは実力以上の環境を与えられ、日々〝何者かになろう〟と〝がんばる〟ことで起きた極度のストレスとプレッシャーでした。

ライブではああしなきゃいけない。こうしなきゃいけない。

あれがダメだったから、次はこうするべきである。こうせねば。

〝べきべきねばねば思考〟に支配され、自分軸がなくなり、とにかく周りに言われたことを必死でやろうとした結果、大好きな音楽が嫌いになる手前までいったのです。それどころか日常生活にも支障をきたすようになり、電車に乗っても一駅で息が苦しくなり、食事も喉を通らず体重はいつのまにか40kgに近づいていきました。これではなんのために歌手をやっているのかわからない……。

いろいろ試しましたが、この不安定な体調とメンタルを回復させることはできず、事務所との契約を更新しない決断をしたのです。

ただ、この時期に始めたヨガと瞑想をしている時間だけは、仕事のプレッシャーから解放され、心を落ち着かせて自分のまま安心できる、大好きな時間でした。この経験もＷＩＮメディテーションが誕生した大きな理由のひとつです。

ニューヨークでヨガの資格を取得！

その後は、細々とライブ活動などを続けましたが鳴かず飛ばずで、毎日努力が実らず、辛い思いを抱えながらの生活は続きます。

他人のためになにかをするどころか、自分の生活もギリギリなんとか、という状況でした。辛い経験の中で自分と向き合ううちに〝ヘルスケア業界で、困っている人の助けになりたい〟と思うようになり、辛かった歌手時代に救われたヨガのインストラクターになることを決意。意を決して29歳で一切の芸能活動をやめ、渡米してニューヨークに。そして現地でヨガの国際資格である全米ヨガアライアンスＲＹＴ２００を取得しました。

また、30代前半で、WINメディテーション誕生のきっかけともなる男性と出逢いました。やがてお付き合いすることになるその彼は、とても有名なプロアスリートでした。友達の旦那様の知り合いで、たまたま友達とご飯を食べているタイミングで合流することになり、知り合ったのです。でも自分の夢にまっしぐらだった当時の私は、テレビを見ることもなく、失礼ながら彼のことを存じ上げませんでした。

彼から再びご飯に誘われても（のちに、かなりのビッグネームの方と知り）、本気ではないのだろうと勝手に思い込み、1年ぐらいお返事しないまま過ぎていたのです。でもその後も熱心にお誘いいただくので、ではご飯でも……と再びお会いしたところ、意気投合して付き合うことになりました。

現役アスリートの方とお付き合いをするのは初めてのことで何から

何まで驚くことばかり。彼はとても明るく、ハッピーな性格。その半面、真面目で努力家でした。一番驚いたのは、アスリートというのは華やかに見える裏で、こんなにも努力をしているのかということ。

たとえ家にいる時間でも、身体のどこかにはつねに治療器をつけていて、何かを聞いたり、何かを読んだりと、彼の戦うフィールドで役に立つことを、一度に5個ぐらいは同時進行でこなしているのです。まさに努力を惜しまないという言葉がぴったり。きっと幼少期からずっとこのように努力を続け、今のポジションを得てからも、さらに戦っているのだなと感じました。私自身も夢に向けてかなり努力をしてきたつもりですが、彼にはとても太刀打ちできません。寝ている時も競技に関する寝言を発することがしばしば。何度驚いて飛び起きたことか。つまり彼は寝ても覚めても、競技で結果を出すことしか考えていないのです。

一流の人はそうやって終わりなき努力をし続け、ストイックな生活を強いられているのだと、一緒に過ごしてみて初めて知ったのです。

恋人と別れ、新たな使命へと歩みだす

私ができることはといえば、ただただ試合に行き、応援するだけ。ずっと自分の夢を追っていた私が、初めて他人のために時間を使う生活となりました。いつしか彼の夢は私の夢になり、優勝させたいと思うチームのような気持ち。そこに向けて何か自分がお手伝いできないかと考えた結果、それはメンタルだと思ったのです。

一流のアスリートは、みなさん同じように練習に打ち込み、努力を続けています。そこから結果を出す人は何が違うんだろうと考えると、やはりそれはメンタルの強さだと感じたんです。同時に、そこで悩み、苦しんでいる大切な人の姿を見て、本当にもどかしく感じました。トップオブトップの人とは、本当に孤独。その時の私は、寄り添うこと、

そして応援することしかできなかったんです。

ちょうど海外に私も同行し、3ヶ月ぐらいオフシーズンの練習をしていたところ、世界中で新型コロナウイルス感染症が流行し始め、帰国となりました。その年の試合がすべてなくなり、毎日家に居ざるを得ない生活になり、あれほど競技人生に打ち込んでいた人が、練習もできない、試合もできない。先はまったく見えない。収入もゼロになったわけです。

結婚するつもりで、一緒にいましたが「この状況では結婚できない」と彼が言い始めました。彼の夢が私の夢と思っていた私は、突然目の前にシャッターを下ろされてしまった気分。このまま一緒に生きていくのは難しい。自分の年齢なども考え、それなら一緒にはいられないとお別れを伝えました。

結果を求められる立場の人間の、結果を出せる時、出せない時のメンタルを間近で見ていた3年間。この経験はＷＩＮメディテーションにとっては財産のような時間になっています。

その後、まだまだコロナ禍の真っ只中、私はヨガの指導資格を持っていたので、パーソナルトレーナーのメソッドを学び、スポーツジムで働くようになりました。ここでメインのインストラクターとして運動プログラムを作ったり、自重トレーニングのメソッドを考案していましたが、頭の中ではつねにアスリートのメンタルを支えられる仕事をしたい。そればかりを考えていました。

そして２０２１年1月、運命の出会いというべきヨガ・瞑想ティーチャーである恩師の講座に通い始めたのです。恩師は「ヨガと瞑想はもはや科学的にアプローチする時代」と唱え、きちんとしたエビデンスの下にプログラムを考える方でした。

1月から5月までの講座に通い、自分がアスリートのメンタルを支えられるトレーナーになりたいと夢を語ったところ、「僕も同じことを考えている」と共感していただき、一緒に会社を作り、事業を展開していくことになりました。そもそも恩師はヨガや瞑想の分野における、日本のレジェンド的存在の方だし、ヨガトレーナーとしての実績がない私にとって、この上ない心強いパートナーでした。

しかし、会社設立の3ヶ月後、その恩師がわずか40代の若さで急逝したのです。会社は社員も抱えていたので、これからどうしよう、彼がいなければ、仕事も回らない、次から次へと課題が降りかかってきました。最終的に会社をいったん畳むか、私が継続するかの二択に。まだ動き出している案件がなかったので、正直会社を畳む方が楽でした。でも彼は〝瞑想で日本を救う〟という強い信念を持ち、日々行動していた方だけに、私がここで辞めてしまったらそれも途絶えると考え、そこからは1日20時間は勉強し、働き続け、今に至っている次第です。

8歳の原体験、歌手時代に自分が苦しんだパニック障害のこと、トップアスリートの彼との生活、そして恩師との出会いと別れ。

これらすべてが〝解決できずに悩んでいる人をメディテーションで救いたい〟という今の気持ちに繋がっています。

どんな時も自分を信じ、やると決めて行動すること。そして、今の自分にできることではなく、今の自分には不可能と思えるくらい大きな、現状の外のゴールを目指してやること。

ＷＩＮメディテーションの手法は、幼少期からの私の生き方そのものです。

Chapter 8

おわりに

WINメディテーションを世界中に！

この数年、世界は大きく変わりました。今こそ、WINメディテーションが必要な時期と考えています。まずは自分が誰よりもWINメディテーションを体現し、人類の進化を良い方向に加速させたい。その兼下まゆこが願う、現状の外のゴールとは？

「全部できる」

これが、今現在の私の合言葉です。

無理だと思うようなことも、先延ばしにしていたことも、WINメディテーションを形にし、自分も体現できるようになってからは〝いつか〟が、人生の辞書の中から完全に消えました。

2社目の会社設立も、海外進出も、出産、そして子育てをしながらのキャリア形成も、理想の家庭を作ることも、全部できる。

これから先の人生の中で、一度辞めた歌手としてのキャリアにも、再チャレンジできると思えるようになりました。そしてそう思えるようになってから、人生がますます楽に、そして現状の外へ加速して向かうようになりました。

私自身の現状の外のゴール。

「ＷＩＮメディテーションを世界のスタンダードにしたい」
つまり100年後とか200年後、私がこの世に存在しなくなった世界では、ＷＩＮメディテーションでメンタルを整えることが当たり前と言われる世界になってほしいと思っています。そして誰もが自己実現できる世の中を作りたいのです。そのゴールを目指し、年に何度もアメリカやヨーロッパに出かけ、様々な方とセッションをさせていただきました。オスナ選手や外国人の方々とのセッションを通じて、世界中の方々に通用するんだと確信も持てました。この確かな手応えを感じつつ、まずはアメリカでのスタンダードを目指しています。

日々、老若男女問わず、様々な方と向き合う中で、あまりにも「自分を押し殺して生きている人」が多いということを感じます。それは世間や親、会社、学校の価値観に洗脳された自分であり、心からの自分ではないことを指します。人生に〝いつか〟があるかはわからないし、一生に一度の人生を、命を、そんな風に生きるのはあまりにもったいない。

メンタルひとつで状態が変わります。

人生は変わる。いや、変えられるんだということを、ＷＩＮメディテーションを通じて、これからもずっと多くの人に広げていきたいと思っています。

また、最後になりましたが本書を発売するにあたり、ＷＩＮメディテーションをいち早くみつけてくださり、実際にわざわざイベントに来場いただき、出版オファーをくださった幻冬舎の二本柳陵介さんに心からの感謝をいたします。

ライターの今井恵さんとデザイナーの山本知香子さんは実際にパーソナルセッションを受講くださり、メソッドを理解したうえで、本書が少しでも読者の皆さまに伝わりやすい内容になるように寄り添っていただきました。

サウンドプロデュースのクリス・ハートさんは本書発売が決まる前からの生徒であり、メソッドやガイドの特徴を深く理解したうえでプロの視点から音声ガイドを臨場感高くアレンジしてくださいました。

また、ここには書ききれないほどの生徒の皆さま、スタッフ、家族にも支えていただき、こうして皆さまにメソッドを届けられることが本当に嬉しく、感謝の気持ちと共に厚く御礼申し上げます。

皆さまの人生がどんな困難も〝解決〟し続けて、納得のいく豊かさに満ち溢れますように。心から願っています。

兼下まゆこ

Win Meditation

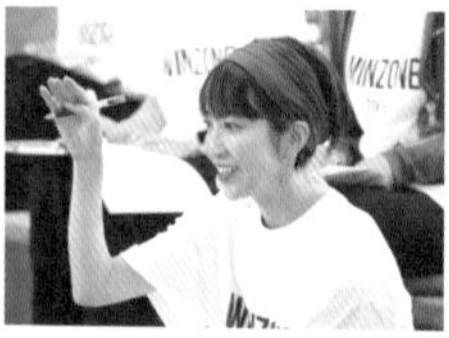
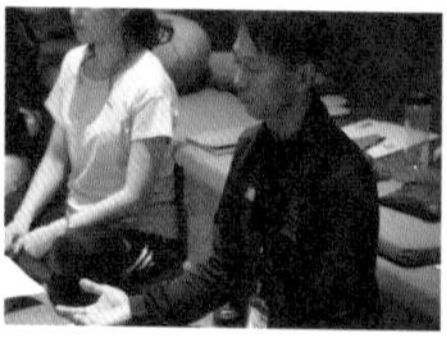
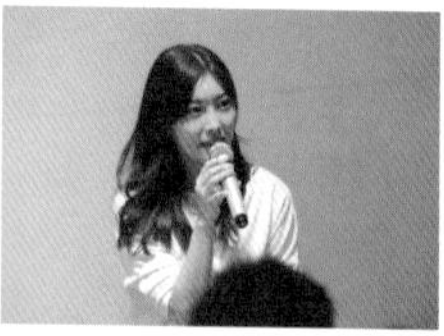
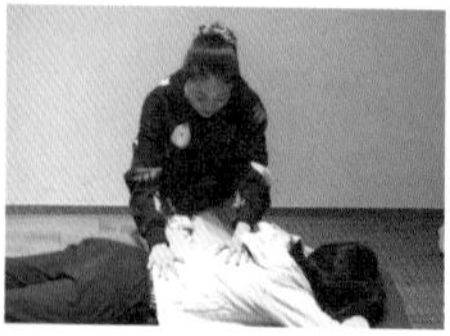
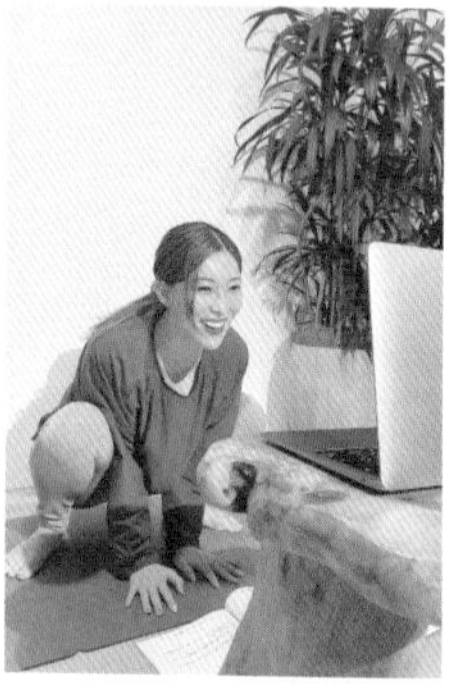
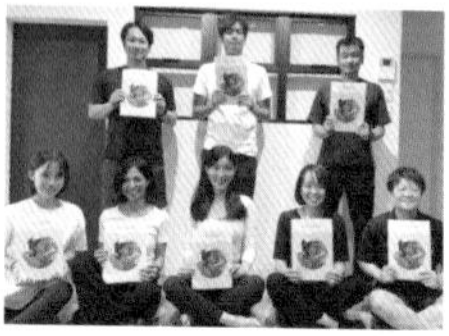
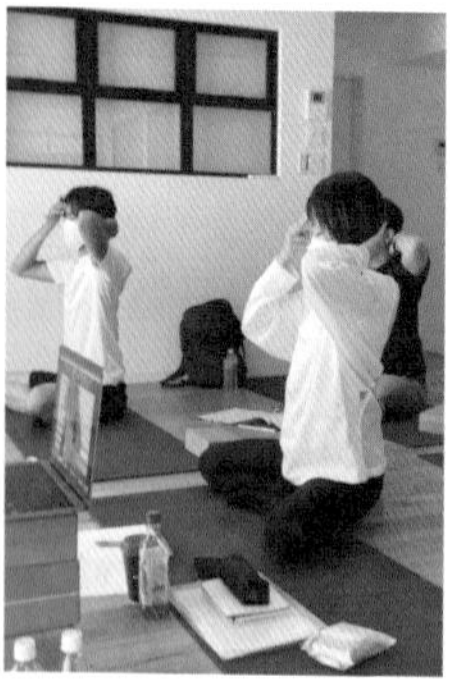
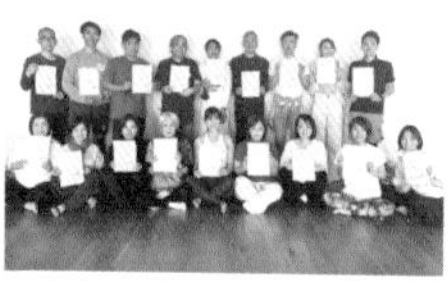
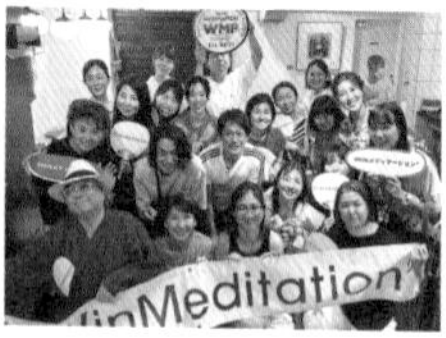
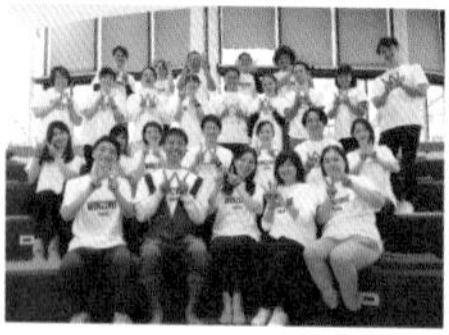

第1期の講師養成講座は2021年12月に開講され、2023年9月時点の1年9ヶ月で、述べ160名の公認プランナーが誕生しました。公認プランナーとして講座の修了テストに合格したら、年間登録（費用別途）を経て毎月の無料勉強会にも参加できます。ただ資格をとって終わり！　ではなく、本当に必要なスキルや知識が身につく講座です。受講生も大学生から65歳くらいのシニア世代まで、職業や年齢性別を問わず、幅広い方に支持されています。
https://www.win-meditation.com

まゆこ先生と同じ指導ができる!

あなたも公認プランナーになろう!

WINメディテーション講師養成講座

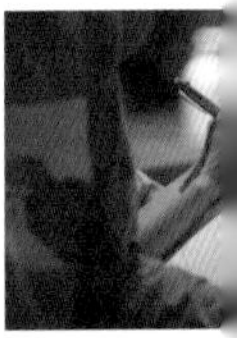

いつでも・どこでも・だれでも・簡単に、ご自宅やオフィス、移動中の電車の中からも学べる通信講座ができました。すべての方のパフォーマンスアップを目的とした、45時間のベーシックコースのほかに、対象者特定のお悩みを解決するチルドレン、ビジネス、ウーマン、シニアの各講座もあります。さらに今後はメディテーションガイドのスキルを1年かけて集中的に学ぶMeditist®資格取得講座や瞑想検定もリリース。他人のパフォーマンスアップをサポートしたいという方から、自身のメンテナンスのために学びたいという方まで、気になる方は特設サイトをチェックしてみてください。

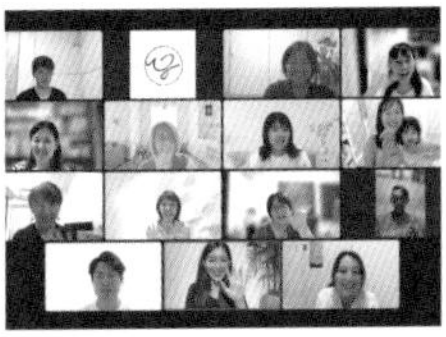

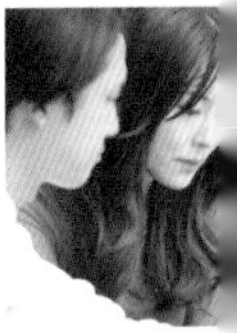

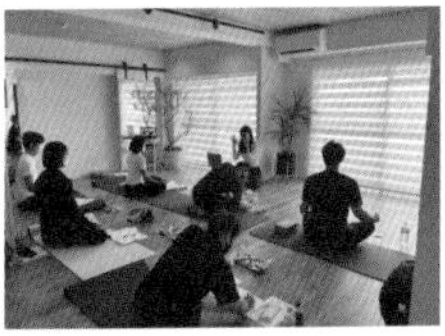

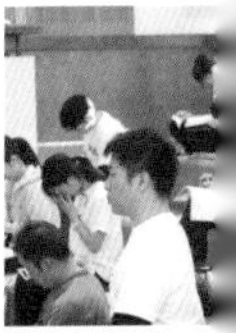

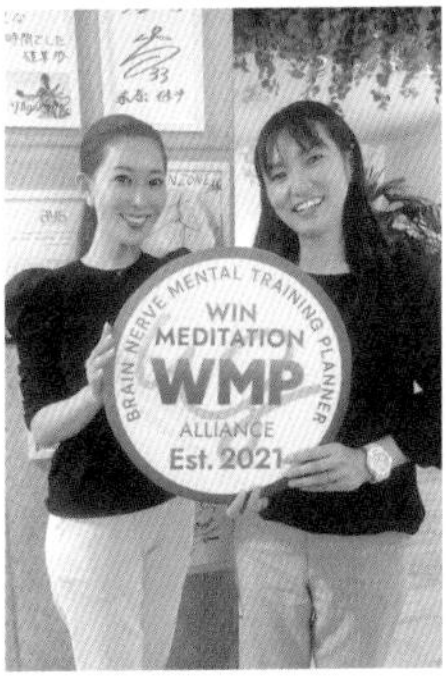

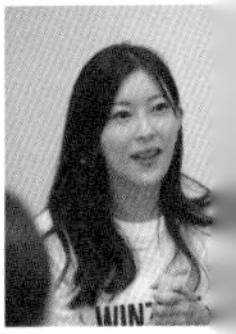

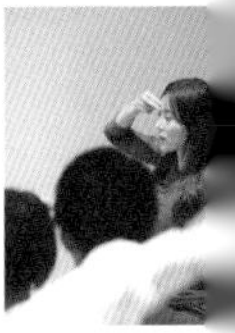

兼下まゆこ

14歳の時に単身で上京。ミュージカル女優や歌手など芸能活動を行う。20歳のソロメジャーデビュー時に過度なプレッシャーや力みによるパニック障害を経験。その後、ヘルスケア業界に興味を持ち29歳で芸能界を引退。30歳からヨガインストラクターに転身。やがて仕事をしていく中で、一流のアスリートがメンタルの不調でパフォーマンスを発揮できない姿を見て、芸能界にいた時の自分と重なり、「ここぞ」という場面で本来の力を発揮するために、どうすればいいのか？　を追究。そして、2021年に株式会社WINZONE、2023年に株式会社WINメディテーションジャパンを設立。現役のトップアスリートに向けた「WINメディテーション®」を指導するほか、約200名の講師を育成。ニューヨークをはじめとする海外からのオファーも多く、昼夜問わず対面＆オンラインセッションを行っている。2024年より渡米予定で、世界中に「WINメディテーション®」を広めるべく、奔走している。@mayu_winzone

解決メディテーション

2023年12月20日 第1刷発行

著　者　兼下まゆこ
発行人　見城 徹
編集人　舘野晴彦
編集者　二本柳陵介

発行所　株式会社 幻冬舎
〒151-0051 東京都渋谷区千駄ヶ谷4-9-7
電話：03（5411）6445（編集）
　　　03（5411）6222（営業）
公式HP：https://www.gentosha.co.jp/

印刷・製本所　図書印刷株式会社

検印廃止

Printed in Japan
ISBN978-4-344-04217-9 C0095